U0311205

· 名医与您面对面 ·

知名专家细说骨科病

张春雨/编著

中国盲文出版社

图书在版编目（CIP）数据

知名专家细说骨科病：大字版/张春雨编著． －北京：中国盲文出版社，2015.11

ISBN 978 - 7 - 5002 - 6472 - 9

Ⅰ．①知…　Ⅱ．①张…　Ⅲ．①骨疾病－防治

Ⅳ．①R681

中国版本图书馆 CIP 数据核字（2015）第 260963 号

知名专家细说骨科病

著　　　者：张春雨

出版发行：中国盲文出版社

社　　　址：北京市西城区太平街甲 6 号

邮政编码：100050

印　　　刷：北京汇林印务有限公司

经　　　销：新华书店

开　　　本：787×1092　1/16

字　　　数：170 千

印　　　张：16.5

版　　　次：2015 年 12 月第 1 版　2016 年 6 月第 2 次印刷

书　　　号：ISBN 978 - 7 - 5002 - 6472 - 9/R・947

定　　　价：28.00 元

销售服务热线：（010）83190297 83190289 83190292

前　言

人体共有 206 块骨骼，它们大小不等，形状各异，共同组成了人体的骨骼系统。可以说，人体的骨骼就像房屋的钢筋，起着支撑身体和保护内脏器官及重要组织的作用。此外，它还是人体的造血器官，是生成血细胞的地方；又是人体的钙元素库，人体内有 99％ 的钙质是储存在骨骼内的。因此，骨骼的健康与人体健康息息相关，骨骼一旦发生病变，将直接影响人体的健康状况。

随着生活水平的提高和生活节奏的加快，越来越多的人面临着骨病的困扰。例如，我国约有 1/4 的人正遭受着骨病的折磨，尤其是那些本应安度晚年的老年人。骨病患者轻者行动不便，肢体疼痛麻木；重者肌肉萎缩，甚至丧失生活能力，且易累及心、肾等器官，给患者带来极大的痛苦。因此，骨病被人们称为"不死癌症"，它潜伏在中老年人的身边，时刻威胁着中老年人的健康。

骨病主要包括骨质疏松症、颈椎病、肩周炎、关节病、椎间盘突出、骨折等疾病。这些疾病使许多中老年人遭受着颈、腰、肢体疼痛的折磨，同时还承受着巨大的精神压力和经济压力。如颈椎病常使 40 岁以上的中老年人出现颈、肩臂、肩胛、上背及胸前区疼痛，手臂麻木，肌肉萎缩，甚至四肢瘫痪。此外，颈椎病还会引发多种疾病，给患者带来巨大的痛苦。而骨质疏松症是一种全身骨代谢障碍疾病，患者得病后，会出现全身疼痛、身长缩短、驼背、易骨折、呼吸功能下降等症状，严重影响患者的生活和工作。肩周炎的危害也很大，一旦发病，患者就无法正常工作，生活也受到影响，严重者引起肌肉萎缩。有时由于关节周围广泛发生粘连，使关节各方向的活动明显受限制，甚至引起关节僵硬，形成"冻结肩"。

骨病虽然危害巨大，但如果采取正确的方法，还是可以预防的。而患了骨病的患者也不必担心，只要治疗得当、用药合理，再加上合理的饮食、运动，就可以控制骨病，从而过上健康、快乐的生活。

目　录

第 1 章　悄悄袭来的流行病——骨质疏松症

第 2 章　中老年人的"致残杀手"——颈椎病

第3章　威胁老人健康的顽疾——肩周炎

第4章　让人无法灵活动作的疾病——关节炎

第 5 章　腰腿痛的"元凶"——腰椎间盘突出症

第6章　威胁老人健康的意外——骨折

第1章

悄悄袭来的流行病——骨质疏松症

骨质疏松症是中老年人常见的骨病，是一种以骨量减少，骨组织显微结构受损，继而引起骨骼脆性增加和骨折危险性增高的系统性骨骼疾病。临床以腰背疼痛、身长缩短、驼背，甚至骨折为主要表现。中老年人要防治骨质疏松，应采取科学的方法，同时还应结合饮食和运动疗法，在日常生活中也要随时注意，这样才能收到较好的防治效果。

健康测试

你易患骨质疏松症吗

骨质疏松症是一种严重危害中老年人健康的疾病，但目前医学上还没有安全有效的根治方法来帮助已经疏松的骨骼恢复原状。因此，正确认识、早期预防骨质疏松症尤为重要。那么，你易患骨质疏松症吗？做一做下面这个测试，你就知道了。

根据自己的实际情况回答下面的问题，符合的就回答"是"，不符合的就回答"否"。

(1) 你的父母曾跌断过股骨吗？

(2) 你自己曾骨折过吗？

(3) 你是否服用类固醇超过 3 个月呢？

(4) 你的身高减少是否超过 3 厘米了呢？

(5) 你经常饮酒吗？

(6) 你每天都吸烟吗？每天吸烟超过 20 支吗？

(7) 你是否经常腹泻（如腹腔病或节断性结肠炎）？

(8) 你是否在 45 岁或 45 岁之前已停经？

(9) 除怀孕期间外，你是否曾停经超过 1 个月？

(10) 你是否因雄激素过低而引起阳痿或性欲减退呢？

测试结果

如果你对上述任何一个问题都回答"是"的话，那么，你就有可能患骨质疏松症。你最好去医院咨询一下，看是否需要做进一步的检查。

揭开骨质疏松症的神秘面纱

1. 骨质疏松症及其症状

骨质疏松症是中老年人的常见病和多发病，危害非常大，给患者及其家人带来极大的痛苦。那么，什么是骨质疏松症呢？

骨质疏松症是以全身性骨量减少及骨组织显微结构改变为特征，单位体积骨量降低，骨质有机成分生成不足，骨矿物质和骨基质等比例不断减少，骨质变薄，骨脆性增加，骨强度降低和骨折危险度升高的一类骨骼疾病。

骨质疏松症的主要症状有如下几种。

（1）疼痛。骨质疏松症的最常见症状是腰背疼痛，这种疼痛沿脊柱向两侧扩散，仰卧或坐位时疼痛减轻，直立后伸展或久立、久坐时疼痛加剧；日间疼痛轻，夜间和清晨醒来疼痛重；弯腰、肌肉运动、咳嗽、大便用力时疼痛都有加重。

（2）身长缩短。患上骨质疏松症后，患者体内的椎体变形、缩短。老年人骨质疏松时椎体压缩，每节椎体缩短 2 毫米左右，身长平均缩短 3～6 厘米。

（3）弯腰驼背。骨质疏松症患者的脊柱椎体会发生楔形改变，导致脊柱前倾、背曲加剧，因此会出现弯腰驼背的症状。

（4）骨折。骨折是老年性骨质疏松症最常见和最严重的并发症。骨质疏松症所致的骨折在老年前期以桡骨远端骨折为多见，老年中后期以胸腰椎和股骨上端骨折为多见。

（5）胸闷气短。骨质疏松症患者的胸廓会变形，胸腔内脏器受压迫，特别是肺部受到更大的压迫，导致患者出现胸闷气短的症状。

自己的身体出现不适时，一定要及时去医院诊治，不能贻误病情。

专家提示

骨质疏松症是一种表现为骨组织的质量及结构退化的疾病。通常情况下，骨量的减少可以没有任何症状而隐匿发生，直到骨量丢失到一定程度，人体才可能表现出症状。因此，老年人应每年做一次骨骼检查。

2. 骨质疏松症的分类

骨质疏松症可以分为以下几类。

（1）原发性骨质疏松症。这类骨质疏松症又被称为退行性骨质疏松症，是指随着年龄增加或绝经，骨骼出现的病变。主要包括老年性骨质疏松症和绝经后骨质疏松症。

（2）继发性骨质疏松症。是指由于某些疾病（如内分泌疾病等）和某些其他原因所致的骨质疏松症。如甲亢性骨质疏松症、糖尿病性骨质疏松症等。继发性骨质疏松症占全部骨质疏松症的 $10\%\sim15\%$。

（3）原因不明特发性骨质疏松症。是指非目前所知的任何原因引起的骨质疏松症，如遗传性骨质疏松症等。

根据骨质疏松症发生的范围又可分为两类。

（1）全身性骨质疏松症。如老年性骨质疏松症、甲状腺功能亢进性骨质疏松症等。

（2）局限性骨质疏松症。如类风湿关节炎性骨质疏松症，肢体石膏固定后引起的局部骨质疏松症等。

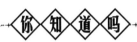

其实，骨质疏松症并不是中老年人的"专利"，有些青少年也会患上骨质疏松症。其表现多为突然骨痛，受到轻微创伤后即可引起骨折。

什么是骨量

骨量是指单位体积内，骨组织［骨矿物质（钙、磷等）和骨基质（骨胶原、蛋白质、无机盐等）］的含量。骨量同遗传、营养、运动、日照、保健都有关系。

3. 骨质疏松症的病因

骨质疏松症的病因至今仍未完全明了，许多专家认为骨质疏松症可能是多种因素综合作用的结果。下面这几个因素与骨质疏松症的发生都有着密切的关系。

（1）内分泌不调。与骨质疏松症有关的激素有 8 种之多，它们是雌激素、甲状旁腺素、降钙素、活性维生素 D、甲状腺素、雄激素、皮质类固醇激素、生长激素等，它们中的前 4 中激素尤为重要，特别是性激素，它起着决定性的作用，尤其对女性的影响更为明显。例如卵巢摘除或过早闭经的女性，由于雌激素分泌减少或不分泌，易发生骨质疏松。雌激素具有抑制骨吸收、增强成骨细胞活动、抑制骨钙溶出、促进骨重建的作用；雄激素具有促进蛋白合成、促进骨基质合成的作用。老年人由于性腺功能减退，雌激素、雄激素的生成减少，因而易发生骨质疏松。

（2）营养摄入不足。如果人体摄入的营养不足，也易发生骨质疏松。钙、磷、蛋白质、微量元素（氟、镁、锌）、维生素 C、维生素 D 等的缺乏与骨质疏松症密切相关。其中尤以钙、磷两种元素缺乏为主要原因。

（3）运动量少。运动与骨量多少、骨质疏松症的发生有密切关系。运动时，神经内分泌调节会为骨骼提供充分的矿物营养，使全身和局部骨钙含量增加；运动还可以对骨骼保持一定的机械刺激，刺激成骨细胞的活性，促进骨的形成；运动锻炼还可使绝经期女性的雌激素分泌轻度增加。当这种机械刺激减少或消失时，骨的吸收会超过骨的形成，进而导致骨质疏松症。人的运动能力随年龄的增加而减退，骨骼系统和肌肉功能也发生退行性变化，而经常运动可推迟这种退化性变化。老年人由于行动迟缓、锻炼少或长期卧床，易发生骨质的丢失，所以老年人可适当锻炼，这样不仅可使肌肉适应性加强，增加肌肉的力量，而且可减少骨量丢失，改进骨的质量，从而降低患骨质疏松症的可能性。

（4）遗传因素。遗传因素也是骨质疏松症发生的一个重要原因。例如，白种人、黄种人比黑种人发生骨质疏松症及骨折的机会多，且症状较重；身材矮小的人较身材高大的易发生骨质疏松症；即使生活条件、身体状态、环境因素相近、性别相同、年龄相近的两个人，其骨质疏松症的发生可能性和严重程度也有差别，这些事实都揭示了骨质疏松症与遗传基因有关。

（5）性别与年龄因素。人的骨量在 35～40 岁开始下降，女性在绝经以后的骨量丢失远远高于男性，故女性的骨质疏松患病率大大高于男性，比男性高 2～8 倍。男性的骨量丢失始终是缓慢进行的，骨质的总丢失量比女性相对较小，因骨质疏松而导致骨折的发生率也较女性低。

年龄是影响人体骨矿含量的主要因素之一。人自出生到 20 岁，骨矿含量随年龄的增长不断增加，骨组织的形成速度快于吸收，骨骼逐渐变得致密、坚硬。骨量增长率，男性高于女性。20～30 岁，骨的吸收与形成趋于平衡，骨量增长逐渐缓慢。30～40 岁，骨量达到一生中的峰值，并维持相对稳定，持续 5～10 年。女性 40～49 岁，男性 40～64 岁，骨量开始缓慢减少。女性 50 岁以后的 5～10 年内，特别是女性绝经以后，由于血中雌激素等浓度下降，骨量急剧流失。此后，随着年龄增长，骨量丢失又趋于缓慢，但骨骼变得越来越脆弱。骨质疏松症患者以绝经期女性居多，女性50岁、男性60岁后发病率升高，80岁以上达到高峰，女性患病率可达100％。

（6）免疫功能。免疫功能对骨重建有调节作用，因此免疫功能改变与骨质疏松症的发生也有关系。如类风湿关节炎可以引起骨质疏松症，结缔组织免疫功能老化或缺乏可能与骨质疏松症的发病也有一定关系。

（7）疾病因素。一些全身性疾病，如甲状旁腺功能亢进、糖尿病、肝肾疾病、肠胃疾病、类风湿关节炎等都可引起骨质疏松症的发生。此外，影响身体活动的疾病，如偏瘫、长期卧床的患者，也易发生骨质疏松症。

（8）药物因素。长期使用某些药物可影响钙的吸收，使尿钙排泄增加，导致骨量丢失，引起骨质疏松症。这些药物有：肾上腺糖皮质激素（如泼尼松、地塞米松等），抗癫痫药（如苯妥英钠、苯巴比妥、扑米酮等），避孕药（如炔雌烯醇等），抗结核药（如异烟肼、利福平等），含铝抗酸药（如氢氧化铝、复方氢氧化铝、硫糖铝、复方铝酸铋等），肝素等。

（9）气候与环境因素。气候的变化影响人体的骨代谢及其营养状况，长期气候的不适宜会导致骨质疏松症的发生，突然的气候变化也会加重骨质疏松症。环境污染主要为空气污染、食物污染和水污染，这类污染物中含有对骨骼有害的铅、铝、镉等重金属，通过呼吸或饮食进入人体后，会影响骨骼对钙、磷的吸收，使成骨少于破骨，从而加重骨质疏松症。

专家提示

磷是骨质无机成分中仅次于钙的第二大元素，磷与钙一起参与骨代谢。骨质形成需要磷，若磷代谢异常则可形成骨质疏松症。磷的缺乏主要是由于某些疾病引起肠道吸收障碍，或由于饮食中磷摄入不足而导致的。

4. 骨质疏松症的高发人群

骨质疏松症是一种常见病，哪些人易得骨质疏松症呢？

（1）中老年人。随着年龄的增加，一般人在 35 岁时达到自己的骨量最高峰，从这时起，随着年龄的增加，机体各器官功能逐渐减退，身体激素水平和代谢发生变化，骨量逐渐减少。随着年龄增加，老年人的各个器官均退化，尤其以消化功能和肝肾功能退化最为明显，食量减少，吸收功能差，钙、磷、维生素 D 及其他营养物质摄入不足，直接影响骨的合成；另外，老年人性激素、降钙素分泌减少，甲状旁腺素分泌增多，使骨形成减少，骨吸收加快；老年人运动功能减退，活动量减少、负重减少，骨骼缺乏必要的机械刺激，使骨形成作用减弱，骨吸收作用增强；加之户外活动不足，日照量不够，使活性维生素 D 的产生量减少，也直接影响骨的生成；老年人易患许多疾病，如糖尿病、甲状腺功能亢进、肝病、肾病等，加重了机体负担，代谢功能受到影响；同时所服药物种类增多，也会使骨的形成减少，丢失增加；如果长期饮酒、吸烟，也可促发和加重骨质疏松症。由于以上一种或多种原因的影响，导致老年人易患骨质疏松症。

（2）绝经期女性。女性 30 岁以后破骨速率高于成骨速率，骨量逐渐丢失；尤其在绝经后的 20 年间，由于雌激素低落，骨量丢失速度呈指数增加，总量可达 20%～30%，特别是在绝经后 3～5 年丢失最多；加之由于衰老而引起成骨细胞功能下降、肠钙吸收减少、皮肤合成维生素 D 减少等因素，更加重了骨量的丢失程度。所以绝经期女性也容易得骨质疏松症。

（3）妊娠期女性。妊娠期，母体除维持自身营养外还要满足胎儿生长发育的需要，如果过于注重滋补，膳食结构不合理或偏食，不仅不能满足对营养物质的需求，还会引起骨营养不足，尤其从妊娠第 4 个月开始，胎儿生长需要的钙增多，到妊娠末期及分娩期，孕妇骨钙将丢失 8%～10%，使母体骨钙减少；妊娠期肾上腺皮质激素分泌增加，妨碍钙的吸收；妊娠晚期胎头入盆后压迫闭孔神经，机械性压迫导致局部神经营养障碍，如髋骨等易出现骨质疏松；妊娠期女性由于户外运动、日光照射减少，使维生素 D 生成减少，导致骨形成不足；妊娠期女性往往生化及内分泌发生改变，从而导致骨代谢异常。因此，妊娠期女性易出现骨质疏松症。

（4）哺乳期女性。由于偏食及哺乳婴儿的需要，导致骨营养素缺乏，使骨量减少；分娩中发生的局部意外产伤，会导致骨骼中血液和神经营养障碍，使骨形成不足；在一年哺乳期内，如钙的补充不足，要丢失 7％～8％ 的骨钙；哺乳期女性生活负担、心理负担加重，会造成骨代谢失调；哺乳期女性户外运动减少，导致骨刺激减少，也会引起骨吸收、骨形成障碍；有些哺乳期女性还易患一些引起骨质疏松症的疾病，如慢性胃肠道疾病、甲状旁腺功能亢进等。因此，哺乳期女性易患骨质疏松症。

（5）甲状旁腺功能亢进患者。甲状旁腺素（PTH）是调节体内钙、磷平衡的重要激素。患甲状旁腺功能亢进时，甲状旁腺激素分泌增多，作用于骨骼，使破骨细胞活性增强，骨吸收加快，大量骨钙释出、入血，使骨质大量丢失，出现骨密度减低，因此易导致骨质疏松症和骨折的发生。

（6）糖尿病患者。由于糖代谢障碍而存在的蛋白质、脂肪代谢障碍，使成骨细胞活性减弱，而破骨细胞活性相对增强；糖尿病患者的血糖、尿糖水平均较高，可产生渗透性利尿，由于大量排尿，从而导致大量的钙、磷由尿中排出；同时，人体内源性维生素 D 的合成需要胰岛素参与，在患有糖尿病时，由于胰岛素缺乏或减少，常可使维生素 D 合成减少，从而影响骨的形成。

（7）乳糖酶缺乏症患者。一些人饮用牛奶时，奶中的乳糖不能被消化分解吸收而发生腹痛、腹泻等症，这类人也易患骨质疏松症。

（8）肠胃疾病患者。肠胃疾病，如胃炎、胃溃疡、慢性肠炎等，易引起胃肠道对钙、磷、镁、维生素 D 的消化、吸收减少，导致骨量减少而形成骨质疏松症。同时，慢性胃肠道疾病导致消化吸收障碍时，也会影响微量元素的吸收，继而发生骨质疏松症。

（9）长期卧床患者。负重和运动对骨的生长和再建是一种机械性刺激，肌肉收缩对骨的应激是维持骨矿含量最有效的刺激，失去这种刺激，骨的生长、再建、骨量均受影响，而长期卧床后双下肢、躯干骨处于完全不负重状态，且四肢及躯干运动量明显减少，肌肉收缩量及幅度减少，对骨的刺激和应力减少，尤其昏迷、瘫痪使肢体运动和肌肉收缩完全丧失，如果不进行被动运动训练，则骨骼完全处于无负荷、无应力刺激状态，骨量会逐渐减少，一般卧床4周即可在临床上表现出骨质疏松。因消耗性疾病而长期卧床者，全身内分泌代谢异常，导致肠蠕动减慢，胃肠功能低下，激素水平异常，就会引起骨吸收异常、骨形成不足，从而发生骨质疏松症。

专家提示

女性患骨质疏松症的比例要高于男性。因此，女性对骨骼健康的关注要多一些。每年可到专业机构做骨密度检查。

你离骨质疏松症有多远

1. 预防骨质疏松症的 7 个举措

预防骨质疏松症，就要关注骨质疏松症的高危人群，从而离骨质疏松症远一些。要做到这一点，可以采取下面这 7

个举措。

（1）注意营养合理。注意增加营养，重视蛋白质、维生素（特别是维生素 D）和钙、磷的补充，改善膳食结构，多摄入富含钙质的食物，可多吃牛奶、骨头汤、豆制品、水果及新鲜蔬菜等。

（2）改掉抽烟、喝酒的坏习惯。酒精中毒可导致骨质疏松，吸烟过多能增加血液酸度，使骨质溶解。因此，应该改掉这两个坏习惯。

（3）多运动。运动对人体骨骼有刺激性作用，使其保持活性，增加骨的形成，因此，应经常进行适当的体育运动，如散步、瑜伽、太极拳、健身操、跑步、轻跳步或原地轻跳以及游泳等，但不宜剧烈运动。

（4）多进行日光浴。多到户外活动，进行适量日光浴，以增加维生素 D 的生成。

（5）不可滥用药物。某些药物对骨代谢有不良影响，因此用药时要权衡利弊，不随意用药，不滥用药物，特别是要慎用激素类药物。

（6）早预防。研究表明，骨质疏松症发生与否，取决于一个人青年时期峰值骨量达到的水平。若峰值骨量比较高，则发生骨质疏松症的危险性就低。人从出生至 20 岁是骨量随年龄增长而持续增加的时期，30 岁时人体骨量达到峰值后，又随年龄增加而逐渐丢失。因此，预防骨质疏松症要从儿童时期做起，至少应从年轻时开始，以努力提高峰值骨量，增加抗骨质疏松的储备能力，进而延缓骨质疏松症的发生，或减轻其程度。

（7）避免发生骨折。户外活动、外出、夜间起床应倍加小心，减少和避免受伤，以免引起骨折。一旦发生骨折，须卧床休息，并用夹板或支架妥善固定，及时送往医院医治。

专家提示

为了避免中年以后出现骨质疏松症，应自幼就养成每日适度运动的好习惯，并长期坚持下去。

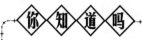

喝咖啡可以导致骨质疏松症吗

研究表明，咖啡摄入量与女性髋骨骨折发生率正相关。咖啡因能抑制肾 12 羟化酶活性，降低肠钙吸收，降低骨质对钙盐的亲和力，抑制骨质对钙盐的摄取。咖啡因摄入过多，可使尿钙及内源性粪钙丢失，骨吸收增加。因此，要减少咖啡因摄入量，每天摄入量最好少于 400 毫克。每天补钙 800 毫克，可防止甚至避免骨质疏松症的发生。

2. 老年性骨质疏松症的三级预防

要想老年时不得骨质疏松症，应做好下面这几项预防工作。

（1）一级预防。这级预防应从儿童、青少年时期做起。可合理摄入营养，多食用含钙、磷丰富的食品，如鱼、虾皮、海带、牛奶、鸡蛋、豆类、粗杂粮、芝麻、绿叶蔬菜等；坚持科学的生活方式，不吸烟，不饮酒，少喝浓茶、咖啡及碳酸饮料，少吃糖、食盐等。

（2）二级预防。到中年后，尤其是女性绝经后，骨量丢失加快。这一时期应每年进行骨密度检查，对快速骨量减少者，应及早采取防治对策。此外，人到中年后，还应注意积极预防和治疗与骨质疏松症有关的疾病，如糖尿病、类风湿关节炎、甲状旁腺功能亢进、甲状腺功能亢进、肢端肥大症、脂肪泻、慢性肾炎、慢性肝炎、肝硬化等。

（3）三级预防。步入老年后，要想不得骨质疏松症，应制定合理的饮食方案，积极参加户外活动。老年人要多食用一些含钙、磷、维生素、蛋白质丰富的食物，如海产品、牛奶、蛋类、瘦肉等。户外活动可调节全身代谢状态，改善骨骼血液循环，减缓骨骼衰老，可选择运动量适宜的活动，如太极拳、门球和台球等。每天户外活动至少 2 小时，也对预防骨质疏松症有益。

专家提示

老年骨质疏松症患者应积极进行抑制骨吸收（雌激素、降钙素、钙）、促进骨形成（活性 VD）的药物治疗，还应加强防摔、防碰、防绊、防颠等措施，以防骨折。对老年骨折患者，应积极进行手术治疗，实行坚强的内固定，止痛，早期活动，促进骨生长，遏制骨丢失，提高免疫功能及整体素质。加强保健意识，提高自我保健水平。

3. 预防绝经后骨质疏松症的方法

女性朋友要预防绝经后骨质疏松症，可采取下面这几种方法。

方法一：提高骨峰值。骨峰值是指人体骨骼中单位体积内骨量的最大值。女性在青春期，应使骨沉积量大大增加，储备大量的骨量。为了达到这一目的，女性朋友应该注意以下几点：

注意营养及钙的摄入量，多喝牛奶，多吃虾、鱼、蛋类、新鲜蔬菜等食物，并注意饮食的合理搭配；

坚持进行体育运动，促进骨骼对钙的吸收；

多参加户外活动，接受足够的日照，促进肠道对钙的吸收；

避免不良的生活习惯，不吸烟，不饮酒，不喝浓茶、咖啡等。

方法二：减少骨丢失率。女性朋友绝经后，要减少骨丢失率。要做到这一点，就应补充大量的钙、磷成分，不仅要从饮食中摄取，还要服一定量的补钙药物，绝经后应每日摄入元素钙1500毫克；此外，还要加强身体锻炼，多晒太阳，以避免或减少骨的丢失。

专家提示

如果女性朋友在绝经后患上骨质疏松症，也可在医生的指导下，根据病情采用雌激素替代疗法。

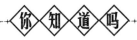

女性的绝经年龄通常在 45～55 岁。而要推迟绝经年龄，应纠正抽烟、喝酒等坏习惯，并积极预防某些妇科疾病，如子宫肌瘤、子宫颈癌、子宫体癌、乳腺癌等。

科学治疗骨质疏松症

1. 骨质疏松症的治疗原则

要治疗骨质疏松症，先要掌握骨质疏松症的治疗原则。

原则一：对症治疗。骨质疏松症的临床表现主要为疼痛、驼背、骨折等。发病后应先根据临床出现的症状和体征进行处理，可采用药物疗法、物理疗法、外科疗法、运动疗法、饮食疗法等。

原则二：尽量减少、延缓骨量丢失。女性 35 岁、男性 40 岁以后会出现骨量丢失，因此，应想尽办法延缓骨量丢失。尤其是女性，在绝经后快速丢失时应采取相应的治疗和预防措施，如雌激素替代疗法等。

原则三：根据病因治疗。引起骨质疏松症的原因很多，在治疗骨质疏松时，应尽力找出致病原因，然后有针对性地采取治疗措施。一旦控制住病因，病情可逐渐好转。

原则四：预防并发症。骨质疏松症最严重、最常见的并发症是骨折，要预防这一并发症的发生，应尽量使骨峰值达到最大，并延缓骨量丢失。

专家提示

人们平时应增强自我保健意识，注意保护视力等，以减少摔倒、外伤的机会，这样也有助于防止骨折。

2. 治疗骨质疏松症的方法

要治疗骨质疏松症，可应用下面这几种方法。

方法一：根据病因治疗。如果是因为维生素 D 和钙缺乏症引起的骨质疏松症，应补充钙和种类合适的维生素 D；如果是因为肾性酸中毒，碳酸氢钠、枸橼酸钠等原因引起的骨质疏松症，应纠正酸中毒；因原发性甲状旁腺亢进引起的，可切除病变甲状旁腺；因多发性骨髓瘤引起的，应采取相应的化疗方案。

方法二：对症治疗。对症治疗主要针对绝经后女性和老年性骨质疏松症患者。

性激素治疗：对老年女性骨质疏松症，可用补充雌激素的方法治疗。

补钙：正常人每天需钙 10 毫克/千克体重，骨质疏松症患者每天需钙 17 毫克/千克体重，以维持钙平衡。钙可从饮食中补充，如鸡汤、排骨汤、牛奶、虾皮、豆腐、青菜等，均为富含钙的食物；也可使用钙片，每晚睡前服钙片 1 次。

维生素 D：如果患者伴有骨软化症，可加用维生素 D，同时与钙片、性激素合用。

无机磷酸盐：以二磷酸盐为主。它可改善骨折后的骨质疏松，抑制破骨细胞活性。

降钙素：它能抑制破骨细胞的活性，延缓骨质分解代谢，可降低血钙，刺激新骨形成。

骨痛治疗：采用止痛药、降钙素等。

方法三：抑制骨转换率升高。要采用这一方法治疗骨质疏松症，常用雌激素、降钙素、氨基二磷酸盐等三种抑制骨吸收药。雌激素适用于绝经后骨质疏松症；降钙素适用于骨质疏松症患者，包括骨转换率高者；氨基二磷酸盐适用于绝经后骨质疏松症患者、老年男性、长期服用糖皮质激素者。

方法四：抑制继发性甲状旁腺功能亢进。治疗继发性甲状旁腺功能亢进引起的骨质疏松症，主要是供给适量钙和合适的维生素 D 来纠正低血钙。每日补充元素钙至少 800 毫克，补充维生素 D（成人每日 400 单位，老年人每日 600 单位。肾脏羟化功能差者服用阿尔法 D_3，每日 $0.25 \sim 0.5$ 微克）。

方法五：采取正确的物理疗法。理疗的种类很多，如超短波、远红外线、中药离子透入等，能促进肌肉筋膜等软组织的无菌性炎症的吸收，缓解肌肉紧张，从而消除疼痛。理疗适用于因骨质疏松症出现腰背或其他部位疼痛的患者。

方法六：综合治疗。目前骨质疏松症尚无特效的治疗方法，必须坚持综合治疗，才能有效地改善骨代谢，减少骨丢失或增加骨量，缓解和减轻临床症状。现代医学对骨质疏松症综合治疗的常用方法有 5 种：药物疗法、运动疗法、物理疗法、营养疗法、外科疗法。

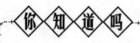

专家提示

骨质疏松症的治疗方法是多元化的，就同一个患者而言，在不同阶段所选择的治疗方法也有所不同。

你知道吗

避免骨折的方法有哪些

骨质疏松症的并发症是骨折。老年人要避免骨折，就要避免使用不平稳的地板覆盖物（例如地毯），以免将自己绊倒。晚上睡觉时，留一盏小灯泡，以免半夜起床在黑暗中摸索。家具摆设不要过挤，要留一些活动空间给自己。如果站立不稳，要使用手杖。将松脱的地毯或电线等容易使人绊倒的危险物移开。

3. 骨质疏松症患者合理补钙

防治骨质疏松症，合理补钙很有必要。

（1）补钙的原则。

了解钙剂的含钙量：如葡萄糖酸钙含量为 9％，若每片 0.5 克，则只含钙元素 45 毫克；乳酸钙含钙 13％，若每片 0.5 克，则含钙元素 65 毫克；碳酸钙含钙 40％，若每片 0.5 克，则含钙元素 200 毫克。如果按中国成人膳食含钙量为每天 400 毫克计，则每天需补钙元素 400 毫克，相当于 0.5 克的葡萄糖酸钙 8.89 片，0.5 克的乳酸钙 6.15 片，0.5 克的碳酸钙 2 片。因此，钙剂含钙量越高，所需钙片的数量就越少。

了解钙的吸收率：钙的吸收受很多因素的影响，目前认为，碳酸钙、乳酸钙、醋酸钙及牛奶中的钙在人体内的吸收率为 31％～39％；一般市售的钙剂，成人对其吸收率为 30％左右。

胃酸缺乏会影响钙吸收：若胃酸缺乏，则碳酸钙不易溶解，影响吸收，故不宜选用此类钙剂，如钙尔奇 D、龙牡冲剂等。

合理选择钙剂：用蚝贝螺壳等高温煅烧后产生的氧化钙、氢氧化钙，此类钙剂溶解后呈碱性，大量服用后可发生碱中毒；偏碱的钙液还较易损伤胃酸缺乏者的胃黏膜。因此，应注意钙剂说明书所注的化学性质，以便合理选择使用。

补钙要适量：国外提出补钙最高量是 2.5 克／日（62.5

毫摩尔/日），此量包括食物钙和补充钙。但目前中国人还未达到此水平。目前最新的研究表明，从食物中高钙的摄入或钙剂补钙对肾结石的形成无明显影响，大量补钙也不会引起骨质增生，对大多数人不会产生危险，相反，对维持骨骼的健康来说是非常重要的。钙剂的剂量在每日 1～2 克，一般人长期服用而很少出现不良反应；个别人可见便秘、腹胀及胀气等。对于老年人和有遗传性代谢缺陷疾病的患者，补充过多的钙可能导致高钙尿症；过多使用维生素 D，可能会导致维生素 D 中毒或其他综合征。

（2）补钙的方法。

食物补钙：食用含钙量较高的食物，并注意食物的合理搭配，不仅要摄入钙成分，还要摄入磷、蛋白质、维生素、微量元素等成分。富含钙的食物有牛奶、豆类制品、蔬菜等。牛奶是维生素 D 的最佳食物来源，牛奶及乳制品如奶酪、酸奶、冰激凌含钙量最高，食用不去骨的罐装鲑鱼或沙丁鱼也可获得大量的钙。而一些蔬菜（如甘蓝、花椰菜和菠菜）及豆类（如大豆和普通的豆类）虽含一定的钙量，但含钙量都比乳制品低得多，且不易被机体吸收利用。

吃钙强化食品：钙强化食品是人工在某些食品中加入大量钙成分，使这种食品成为高钙食品。

服用补钙药物：应根据骨质疏松症的病因、病情选择不同类型的补钙药物。不同钙制剂的吸收并没有太多差别，成人的吸收率为 30％左右，牛奶中钙的吸收率为 31％～39％。钙制剂与食物同时服用，能更好地被吸收，且分剂服用比顿服吸收更好。服用钙剂时必须仔细阅读说明书，以弄清所述钙剂中含有多少钙元素。价格最贵的制剂不一定是最好的。要注意胃酸不足的患者可能吸收不佳，同时还应注意钙剂量是否达到国家药政部门检验的标准，以防止重金属中毒。最近研究表明，大剂量补充钙对别的矿物质的吸收，特别是铁的吸收，影响不大。

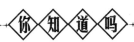
专家提示

在补钙的同时，患者还应加强体育锻炼，以促进骨骼代谢、骨量沉积。多进行户外活动，多晒太阳，使维生素D增多，可有效地促进钙成分的吸收。

你知道吗

补钙的最佳食物

奶制品是钙的最好来源，其富含的钙有30%可以被人体吸收，主要应用于预防和治疗骨质疏松症。碳酸钙含钙量高达40%，每天1～2片咀嚼服用即可。碳酸钙适用于各种钙和维生素D缺乏者，主要应用于骨质疏松症患者的基础用药及联合用药，还可用于预防骨质疏松症的发生，尤其适用于慢性肾衰竭所致的低钙、高磷血症患者补钙。其不良反应是对胃刺激性较大，易引起嗳气、便秘等，老年人可能更为明显。

4.老年性骨质疏松症的治疗方法

老年性骨质疏松症是一种全身骨代谢障碍的退行性疾病，其治疗一般以骨形成促进剂为主，并同时合用其他治疗方法。

（1）老年性骨质疏松症的药物治疗方法。如果老年人患了骨质疏松症，可以服用下列药物。

降钙素：主要有密盖息、益盖宁、鲑降钙素等。

维生素 D：如罗盖全、阿尔法 D_3、普通维生素 D 等。

钙制剂：主要有碳酸钙、磷酸钙、乳酸钙、葡萄糖酸钙、盖天力、活性钙、钙尔奇 D、珍珠钙、凯思立等。

二磷酸盐：主要有依替磷酸钠、帕米磷酸钠。

其他药物：如雄激素、蛋白同化激素、维生素 K_2、氟化钠等。雌激素对于女性骨峰值的形成和维持以及骨质疏松症的治疗有重要作用，雄激素也被认为是男性骨骼健康所必需的。

（2）其他治疗方法。除了服用药物外，患者还可结合下面一些治疗方法综合治疗。

光线疗法：紫外线可促进维生素 D 合成，增加骨矿含量，可采用日光浴或人工紫外线照射，但不可过量照射。

高频电疗：具有改善微循环的作用，如短波、超短波、微波及分米波。

运动疗法：持之以恒可增加骨矿含量。

营养疗法：合理膳食，常食富含钙、磷、维生素 D 及微量元素（锌、铜、锰）的食物，蛋白适量，低钠。

专家提示

有些老年性骨质疏松症患者喜欢联合用药。如果要联合用药，一定要听从医生的指导，不能自己盲目用药。

防治骨质疏松症从日常生活做起

1. 生活有规律可防治骨质疏松症

我们体内都有一个"生物钟"，根据"生物钟"进行周期性、规律性的生活，对我们的健康非常有益。而生活无规律、生物钟运转紊乱是疾病、衰老、短寿的主要原因。有规律的生活对骨质疏松症的防治有下列益处：能够做到有计划地安排每天的事情，消除对突发事件的紧张情绪；能够合理地安排每天的运动、饮食以及药物治疗，有效地防治骨质疏松症；能消除不良习惯，如吸烟、饮酒、饮浓咖啡等；有助于树立战胜疾病的信心。

那么，骨质疏松症患者怎样才能有规律地生活呢？

（1）起居。每天要养成按时起床、按时睡觉、按时工作的习惯，最好是春、夏季晚卧晚起，秋季早卧早起，冬季早卧晚起。每天至少午睡半小时左右。老年人的睡眠一定要充足。

（2）进餐。坚持一日三餐，吃饭定时定量。一般情况下应坚持早饭吃好，午饭吃饱，晚饭吃少。每顿吃七八分饱，要摄取低热能、低脂肪、低糖的事物；充足的蛋白质、维生素和适量无机盐的饮食也很重要。饮食宜粗细搭配，少荤多素，少盐多醋，少凉多温，少硬多软，少干多稀。

（3）工作。每天在固定的时间进行工作和学习。

（4）娱乐。定时参加文体和业余爱好的活动，能使人精神抖擞，心情舒畅，情绪稳定、饱满、乐观。娱乐是一种很好的休息方式。每天、每周应有固定的休息、娱乐时间，让自己的精力和体力得到恢复。切忌工作无度，休息、娱乐无度，无时间性，无规律性。

（5）洗漱。每天定时洗漱，每周定时洗澡等，都可形成良好的条件反射，而使生物钟"准点"。

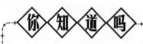

老年人不要忘了养成规律的排便习惯。每天定时大便，有助于清除体内垃圾，还可预防便秘。

你 知 道 吗

睡眠有哪些重要作用

睡眠是机体的一个重要的修复过程，高质量的睡眠是人们"生命筵席"上的"滋养品"。当睡眠不足时，往往引起细胞分裂突变，这是诱发癌症的一个重要原因。因此，好"开夜车"的人应以此为戒。一般应按时睡觉，即使工作量大，需要开夜车，最好也不要超过 23：30。

2. 骨质疏松症患者日常调养方法

在日常生活中，骨质疏松症患者可按下面的方法进行调养，以控制自己的病情。

（1）改善自己的营养。在日常饮食中要增加营养，增加含钙多的食品，如牛奶、鸡蛋、黄豆及豆制品、鱼、虾、白菜、芹菜、红枣等，少食高脂肪的食物，否则会影响钙的吸收。应当改变不良的饮食习惯和饮食结构，戒酒戒烟。

（2）多进行跳跃运动。跳跃运动是防治骨质疏松症最简便、最实用、最有效的方法。跳跃运动的方法是：找一块周围无障碍或无锐利物的较平坦的地方，双足蹦起，上、下跳跃。也可采用跳绳的方法，或者两者交替进行。每天坚持做 50 次跳跃，便能收到良效；坚持 1 年，骨密度会明显增加；长期坚持可避免骨折。

（3）掌握好日光浴的时间。骨质疏松症患者尤其是老年人要多进行日光浴。但日光浴的时间有讲究。春、秋季是进行日光浴的好季节。以上午 8:00～10:00、下午 16:00～18:00 为好，照射时间一般为每天 30 分钟以上。冬日户外晒太阳即可，而夏日 5～10 分钟就行了。一般取坐位或卧位，尽量使头部以外的部位都照射到，注意避免强光的直接照射，尤其是在夏天。

（4）补充口服钙剂。必要时可适当口服钙制剂，如乳酸钙、葡萄糖酸钙等。

专家提示

在日常生活中，老年骨质疏松症患者一定要多吃些大豆，以强壮自己的骨骼。

合理营养，"吃掉"骨质疏松症

1. 骨质疏松症患者的饮食原则

对骨质疏松症患者来说，饮食调节是最简单、最经济的方法。那么，骨质疏松症患者应该怎样吃呢？

（1）饮食要含有丰富的钙质。50 岁以上的女性和 60 岁以上的男性，每日钙的摄入量不应少于 1200 毫克，而靠主食只能摄取需钙量的 10%～18%，因此需要从副食中弥补。要常吃含钙量丰富的食物，如小鱼、小虾等。老人最适宜进食的副食品首推豆制品，每 500 克的豆腐，含钙量可达 1085～1385 毫克；也可以用豆腐干以及豆类食品中的青扁豆荚、豌豆苗等替代。还可吃一些含胶原蛋白多的食物，如猪蹄等。

（2）饮食要含有丰富的维生素 C。大多数主食不含维生素 C，多吃新鲜蔬菜、水果，可以保证维生素 C 充足摄入。蔬菜中维生素 C 含量较高的有：扁豆、刀豆、四季豆、豇豆、豌豆苗、薯类、胡萝卜、白萝卜、芥菜头、藕、各种白菜及青菜等。

（3）饮食要含有丰富的优质蛋白质。缺乏蛋白质，对骨与关节的健康极为不利。老年人（尤其是女性和体弱多病的）的食谱应适当增加蛋白质的比重。含有丰富动物蛋白的食品有：瘦猪肉、蛋类、牛肉、鸡肉、鸭肉、兔肉、鱼类、奶类等；含有丰富植物蛋白的食品有：豆类、豆制品、麦类等。但过量食入蛋白质会增加尿钙排出量，因此，不要过多摄入蛋白质。

（4）饮食中不宜有太多的肥肉。骨质疏松症患者的饮食中不应有太多的肥肉，应少吃或不吃。

（5）饮食中的胆固醇不宜过多。老年人食谱中胆固醇含量既不应过多（因为血脂增高有害健康），也不可没有（因为一定数量的胆固醇被认为具有抗癌作用）。每 500 克食物含胆固醇在 600 毫克以内的，适宜于老年人食用。

专家提示

失用性骨质疏松症患者饮食中要减少含钙量高的食物，并尽量多吃蔬菜，而且还要多饮水，这样可以改善高血钙，减少肾结石形成的机会。

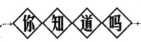

骨质疏松症患者要健脾胃吗

中医认为"脾胃为后天生化之源"，也就是说，脾胃功能的强弱直接影响营养物质的吸收，因此对于消化功能差的骨质疏松症患者来说，应适当服用一些健脾胃的药物。如果这些患者喝牛奶时出现了腹痛或

腹胀等症状，可用以下方法去克服：第一周每天饮奶
一口，第二周每天饮奶两口，这样慢慢加量，直到逐
渐适应为止。

2. 骨质疏松症患者可多吃的几类食物

对老年骨质疏松症患者而言，下面这几种食物可以
多吃。

（1）含钙多的食物。骨质疏松症患者在日常膳食中要选
择含钙丰富的食物，如牛奶、酸奶、乳制品、蛋类、黄豆及
其制品、猪骨头汤、鱼、虾、海带、干贝、紫菜、虾皮、海
藻类、瘦肉以及新鲜蔬菜、水果、胡萝卜、萝卜缨、白菜、
芹菜、菜花、苋菜、油菜、蒜苗、韭菜、大枣、柿子、橄
榄等。

（2）含磷多的食物。骨质疏松症与磷的缺失有直接关
系，患者在补钙时还需要有磷的帮助。构成人体骨骼的钙磷
比例为 2∶1，当饮食中钙磷比例适合要求时，人体对钙的
吸收效果最好。食物中鱼骨的钙磷比接近人的比例，吸收率
高。瓜果类、蔬菜类食物含有大量钙、磷及维生素成分。牛
奶和冰激凌、酸奶等乳制品以及发酵面粉制成的面包中含有
较多的钙、磷，而且其钙、磷比值对防治骨质疏松症也是理
想的，应多食。禽类食物中含有较高的磷。海产品中，如

鱼、虾含有较多的钙、磷，而且钙、磷比例合理，食用时应选择合适的烹调方法，与鱼骨、虾皮同食。含磷丰富的食物有：可可粉、鱼粉、禽肉、南瓜子、西葫芦子以及牛肉、鱼、海产品等。

（3）含丰富维生素 D 的食物。维生素 D 有促进肠道对钙、磷的吸收，促进骨形成和骨矿化的作用。动物肝脏和蛋黄、奶制品、有色蔬菜及水果中富含维生素 D。

（4）含锰多的食物。导致骨质疏松症的原因之一是缺锰，因此，骨质疏松症患者在补充维生素 D、钙等的同时，应适当多吃些含锰较高的食物，如萝卜缨、扁豆、大白菜、稻米、黄豆、茄子、高粱、胡萝卜、小米、南瓜、玉米、马铃薯等。

专家提示

骨质疏松症患者在生吃瓜果时，最好不要去皮，应连皮食用，因为瓜果皮中含有大量的钙、磷成分。在清洗瓜果时，可用毛刷清洗，以去除瓜果表面的污物。

3. 骨质疏松症患者合理配餐的方法

人体摄入的营养不足是骨质疏松症的病因之一，而营养不足与日常饮食中食物品种单一或短缺，膳食结构不合理或烹调不合理等因素有直接的关系。如果饮食不合理就有可能造成钙、磷、蛋白质、维生素摄入不足或吸收不良，从而促发骨质疏松症。

为满足机体的营养要求，在饮食中把营养较为单一的食品或相互有影响的食品按一定的比例搭配以形成营养全面的膳食结构，对骨质疏松症的防治有很好的作用。那么，骨质疏松症患者应该怎样合理配餐呢？

（1）食物品种丰富。任何单一的食品都不能满足人体对全部营养素的需求，因此要合理搭配。特别是老年人更要纠正不良的饮食习惯，饭菜应多种多样，各色各样的粮、菜、荤、素搭配。如果长时间偏好某一种或几种食品，则会使钙、蛋白质、维生素以及所需的微量元素摄取不足，从而引发或加重骨质疏松症。

（2）不能忽视主食。应以米、面、杂粮为主，做到品种多样、粗细搭配。日常膳食多数以大米或面粉作为主食，其营养价值与消化吸收率比杂粮要高，但杂粮如玉米、荞麦中维生素类的含量比细粮要高，而且其含有大量的纤维素、半纤维素、木质素与果胶，能刺激肠道蠕动，防止便秘，对心血管疾病、糖尿病、肠癌有一定的预防作用。因此，适量食用一些粗粮对增进食欲、提高营养大有好处。但若过多摄取，也会造成营养不良，特别是可能影响人体对钙、锌的吸收。

（3）副食品种要合理。动物性食品富含优质蛋白质和人体必需的氨基酸，但含饱和脂肪酸多，可使血清胆固醇升高，易引起动脉粥样硬化；而植物性食品富含不饱和脂肪酸和多不饱和脂肪酸，可降低血清胆固醇含量，减少胆固醇在体内沉积，但植物性食品除大豆富含优质的大豆蛋白外，人体所必需的氨基酸含量少而且不齐全。因此对动物性食品与植物性食品应加以合理搭配，否则容易引起骨代谢异常。

（4）烹调方法要合理。合理的烹调方法可避免对营养素的损失与破坏。大米食用时要少洗少搓，不要随意丢弃米汤；面食加工时要少加碱或不加碱。蔬菜要新鲜，尽量缩短贮藏时间，先洗净而后切碎，急火快炒；做汤时水沸后再下菜，尽量缩短烹调时间，以减少钙的流失。含草酸类蔬菜如菠菜、甜菜等，不要与豆腐、牛奶及高脂肪食品（如肥猪肉）同食，以免形成草酸钙与脂肪酸钙，影响钙的吸收与利用。煮干菜或干果时，用原浸泡液，以避免钙的损失。用高压锅烹调或蒸菜，可减少营养素破坏。用微波炉加热、烹调，容易保存其矿物质。食品在冷冻前先洗净，冷冻时间不要过长；冷冻的食品不要预先解冻，以免矿物质随解冻液体流失。

（5）合理安排一日三餐。我国用餐习惯通常是一日三餐，即早餐约为上午 7:00，中餐约为中午 12:00，晚餐约为 18:00（下午 6:00），每餐间隔时间为 5～6 小时。如老年人消化功能较弱，也可实行一日四餐制，即中餐提前到上午 11:00，晚餐推后到 19:00（晚上 7:00），午休后约于 15:00（下午 3:00）增加一餐，很有好处。早起的老年人也可将早餐适当提前一些。为满足人体在各个不同时间段对热量的生理需求，一般早餐热量为全天总热量的 25%～30%；中餐为 40%；晚餐为 30%～35%，并遵循通常所说的"早餐吃好，中餐吃饱，晚餐吃少"的原则。

（6）坚持正确的饮食原则。宁少勿多，宁饥勿饱；宁慢勿快，宁热勿冷；宁细勿粗，宁软勿硬。进食忌暴饮暴食，避免过腻、过咸、有刺激性的食物。

专家提示

食用的面粉制品最好经过发酵，如食用经发酵制成的面包，因在发酵过程中，酵母细胞能合成植酸酶以破坏麦粉中的植酸，从而避免钙、磷与之结合，减少钙、磷以及锌的丢失。

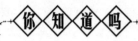

骨质疏松症患者不宜吃的食物

下列这几类食物，骨质疏松症患者不宜多吃。

（1）糖。多食糖会影响对钙质的吸收。

（2）蛋白质过多的食物。摄入蛋白质过多，会造成钙的流失。

（3）脂肪过多的食物。脂肪量摄入不足影响对脂溶性维生素的吸收，从而导致骨质疏松症，但摄取脂肪过多，会影响对钙的吸收，影响骨的正常代谢。

4. 老年性骨质疏松症患者的饮食

老年性骨质疏松症患者可以按下面的方法与原则来改善自己的饮食。

（1）饮食适量。老年人由于消化系统功能下降，吸收钙的功能也下降，因此不要暴饮暴食，一定要适量。

（2）合理补充钙、磷。老年性骨质疏松症，骨骼中骨的成分丢失以钙、磷丢失量最大，因此应补充大量的钙、磷，但钙、磷比值要合理，最好在 2 : 1。可多吃一些富含钙、磷、维生素的食物。多吃一些新鲜蔬菜、新鲜牛奶、蛋类等食品，特别是牛奶。老年人最好保证每天喝两大杯牛奶，因为牛奶中含有大量的钙、磷成分，而且钙与磷的比例很合理。

（3）饮食结构合理。主食以米、面、杂粮为主，粗细搭配；副食以高蛋白、低脂肪饮食为主，辅以富含钙、磷、维生素的食物。

专家提示

老年人每日对钙的需求量是 1000～1500 毫克，如果从饮食中摄取的钙达不到此量，则应适当吃些补钙药物。补钙药有中成药，也有西药，应定时、定量服用，才能收到较好的疗效。

远离骨质疏松症要多运动

1. 骨质疏松症患者运动时的注意事项

防治骨质疏松症的有效方法之一就是运动，运动能有效改善骨骼的血液循环，促进代谢，增加成骨细胞的活性，促进骨形成，提高骨密度，同时运动锻炼还可使肌肉发达，肌肉力量增大，关节的稳定性、灵活性加强，从而提高抗骨折的能力。因此，在给予药物治疗的同时辅以有规律的适当的运动，对治疗骨质疏松症是有益的。那么骨质疏松症患者在运动时应注意哪些事情呢？

（1）选择适合的运动项目。骨质疏松症患者应根据病情，选择适合自己的体育项目，如散步、慢跑；也可选择有一定趣味性的体育项目，如扭秧歌、跳舞、打门球等。

（2）制定合理的运动计划。合理地安排时间，一般情况下，选择上午八九点钟运动为宜。多在户外活动，经常到户外晒太阳。运动要持之以恒。

（3）防止摔倒。运动时要有自我保护意识，防止摔倒或其他意外事故，避免骨折发生。

（4）注意饮食。在运动的同时，加强对饮食中钙的摄取，注意适当补充维生素 D，或多晒太阳。

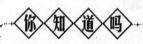 专家提示

严重骨质疏松症患者或不能自我活动者可进行一些被动活动或按摩治疗。

你 知 道 吗

骨质疏松症患者运动时要注意的事项

一般情况下，骨质疏松症患者不宜做强度较大、负荷较大、屏气用力、对抗性或技巧性强的运动，因为这些运动易引起其他病症，也容易引发骨折。

2. 适合骨质疏松症患者的运动项目

骨质疏松症患者多为老年人，老年人要根据健康状况、特点与爱好，选择适合自己的运动项目。那么，哪些运动项目适合骨质疏松症患者呢？

骨质疏松症患者一般可选择以活动各关节、各肌群为主的运动项目，不可选择强度过大、速度过快、较为剧烈的运动项目。下述运动项目适宜于骨质疏松症患者。

（1）散步、慢跑。散步、慢跑运动能刺激骨骼，增加或维持骨量成分，防止骨量过多丢失，同时增加肌肉力量，从而更有效地防止骨质疏松症，尤其是它的并发症——骨折。进行散步、慢跑运动要持之以恒，运动量由小到大，防止疲劳，防止摔伤。在运动的同时，注意通过饮食或药物来摄取钙、磷，这样就会收到更好的效果。

（2）游泳。游泳是一项水浴、空气浴、日光浴三者合一的运动项目。坚持长期的游泳锻炼不仅可增强心脏功能，增加肺活量，提高调节体温的能力，滋润皮肤，可增强肌肉力量，强壮骨骼关节，还可直接刺激骨骼、肌肉，调节其代谢，对维持骨量、防止骨量丢失大有好处，因而可以达到防治骨质疏松症的目的。老年人宜采取活动量小、动作不太剧烈的游泳姿势，如仰泳、蛙泳等。

（3）扭秧歌、跳舞。扭秧歌、跳舞是有益于身心健康的文娱活动，对于中老年人，尤其是患有骨质疏松症、不适宜参加较剧烈体育活动的患者更加适宜。扭秧歌、跳舞都是将运动融于音乐、富有节奏性的运动，可加速周身血液循环，促进新陈代谢，缓和神经和肌肉紧张，调节内分泌功能，锻炼全身的肌肉、肌腱和关节，从而调节骨的代谢，有效防止骨量丢失。同时，经常进行这类活动还有利于健美，使精神愉快，并能延缓心理衰老。中老年人若能坚持每天到空气新鲜的地方扭秧歌或跳舞 1 小时左右，对于防治骨质疏松症非常有好处。

（4）登山。登山既可进行身体锻炼，又可呼吸新鲜空气，还能接受阳光照射，对于防治骨质疏松症是一项较好的体育活动。但登山运动量相对较大，摔倒跌伤的机会较多，因此严重骨质疏松症患者不宜参加登山活动，以免发生骨折。登山时应选择坡度较小、山路较平坦的地方，并多人参加，相互照顾，防止摔倒。有骨关节炎的患者不宜登山。

（5）太极拳。练太极拳能促进全身血液循环，加快胃肠蠕动，改善消化功能，增强钙的吸收，还能够增强对骨骼、关节的刺激，维持骨量，同时能增强肌肉的力量，防止骨量丢失。太极拳动作缓慢、稳定，无对抗或激烈的动作，因此更适用于中老年人骨质疏松症的防治。

（6）球类运动。球类运动趣味性强，易被人们接受，也是防治骨质疏松症的良好方法。但其有一定的对抗性、激烈性，摔伤机会相对较多，因此严重骨质疏松症患者不宜参加。老年骨质疏松症患者不宜参加如足球、篮球、排球等对抗性较强的球类运动，可以参加像乒乓球、门球等小球项目，但也应注意防止摔倒，以免发生骨折。

（7）郊游。郊游是集身体运动、接受阳光照射、调节情绪于一体的高层次活动，不仅可以起到陶冶情操、利于身心健康的作用，而且对防治骨质疏松症非常有益。所以在条件允许的情况下，提倡郊游或到全国各地的名山大川去旅游。郊游活动可选择在海滨或者名胜古迹多的地方；郊游线路要选择道路平坦、交通方便的地方。老年人郊游最好集体出行，不宜单人出行，注意不要摔倒，以免发生骨折；还要避免其他老年疾病的发生，如心脏病、脑血管病等。

（8）其他运动。适合骨质疏松症患者的其他运动还有广播体操、健身操等。

专家提示

年老体弱、骨质疏松症严重、日常生活不能自理的患者，可在室内散步、行走，也可采用坐姿做各种关节运动。对于长期卧床的患者，可采用卧位自主锻炼各个关节，也可做被动活动。

3. 腰背肌功能锻炼的方法

骨质疏松症患者锻炼腰背部肌肉可增加肌肉力量，稳定脊柱，减轻脊柱的变形，缓解疼痛，防止骨折的发生。其锻炼方法如下所述。

（1）仰卧位锻炼法。

三点支撑法：用头部及双足将身体支撑起，使腰背部呈弓形，尽可能后伸。

四点支撑法：用双手及双足支撑身体，使头部、背部、腰部呈"拱桥"形状。本方法适合于年龄较小、体力较好者。

五点支撑法：用头部、双肘及双足（共五点）支撑身体，使背部、腰部、臀部、双下肢离开床面，身体呈弓形。以上均可反复锻炼。

（2）俯卧位锻炼法。

抬头挺胸：俯卧于床上，双上肢平放于身体两侧，掌心朝上，同时抬头挺胸，使头、胸及双上肢离开床面。

下肢抬起：双下肢伸直并尽量使其向上抬起。双下肢可交替抬起，也可同时抬起。

飞燕点水：头、颈、胸部及双下肢同时离开床面，仅有腹部与床面接触，身体呈"飞燕点水"姿势。

专家提示

老年骨质疏松症患者在进行运动时，一定要注意运动量不要太大，否则可能会对骨骼造成伤害。

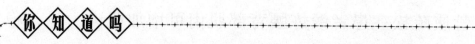

骨质疏松症患者做站立位运动操的方法

第一节：上肢上举。患者背部靠墙呈立位，上肢上举，尽力做背伸动作。

第二节：上肢推墙。面对墙呈立位，双脚前后略分开，双侧上肢平举，与肩同高，背肌伸展，上肢用力推墙。

第三节：膝关节屈曲。双手扶木椅靠背，上身保持正直，背肌伸展，完成膝关节轻度屈曲动作。

第四节：转动运动。自然站立，全身放松，从头颈开始，继之腰、肩、肘、腕、指、髋、膝、踝、趾等部位各关节做正反两个方向的运动，每个方向做30～50次（动作平顺自然，缓慢柔和，切忌过快）。

骨质疏松症的调养不能忽视心理因素

1. 骨质疏松症患者要调节不良情绪

人的情绪改变与骨质疏松症的发生、发展有一定的关系。良好的情绪，能消除精神紧张，放松肌肉，促进食物的消化和吸收，同时能调节人体内分泌功能，调节激素代谢，有利于骨量的保持，从而防治骨质疏松症；而抑郁、苦闷、愤怒、悲观等不良情绪，可使食欲下降、运动减少，可使人体内分泌系统功能紊乱，激素代谢失调，骨量丢失加快，从而促使骨质疏松症的发生或加重。因此，骨质疏松症患者应该学会调节自己的情绪。

那么，怎样才能调节情绪，避免不良情绪的出现呢？

（1）抑制愤怒。当你发怒时，可立刻调整呼吸，全身放松，做深呼吸运动，心中默念："息怒！息怒！犯不着这样！"这时最好闭目静心，排除一切杂念，几分钟后即可心平气和。当自己处于愤怒的境地时，应找出幽默的情趣，变怒为笑。

（2）表情调节。当情绪过分紧张时，可有意识地放松面部肌肉；当情绪低落时，可以有意识地强迫自己微笑，尽量让自己从紧张、忧郁的情绪中解脱出来。

（3）运动调节。当自己有不良情绪时，不妨练练太极拳、太极剑等不太剧烈的运动，既可调节情绪，又可增强体质。经常运动是缓解不良情绪的良方。

（4）音乐调节。雄壮的进行曲能使人们热血沸腾；温柔舒缓的小夜曲能帮助人们进入梦乡；轻轻唱支歌可以减少工作中的厌倦感等。音乐能使人产生兴奋、镇定和平衡的心理状态，经常听音乐是维护身心健康的良方。

（5）呼吸调节。当情绪紧张、激动时，可缓慢地呼气和吸气；当情绪低落时，可长吸气和有力的呼气，以调节自己的情绪。

（6）自我暗示。自我暗示是把某种观念暗示给自己，如当自己处于紧张、兴奋、激动的状态时，使用一种能让人平静、缓和、放松的语句进行自我暗示，这对于缓解紧张状态、调整情绪都能产生良好的效果。

（7）想象调节。可卧床上，或坐在舒适的靠背椅上，头部或靠或斜，顺其自然，闭目静思，想想以往愉快的事情，或大自然美好的风光，或者想象自己正在做一件轻松愉快的事，正处在一个轻松愉快的环境中（如宁静的森林、潺潺流水的清泉边）；可闭上眼睛想一想自己曾经去过的旅游胜地或未曾去过的名山大川。凭着丰富的想象，驰骋于雪山草地之上，遨游于桂林山水之间……这种方法可以有效地调节情绪，使自己充满信心地工作、生活。

（8）向人诉说。默默忍受只会加重自己精神紧张的程度，而向家人、朋友或健康专家说出自己的感受和忧虑，不但可以缓解紧张情绪，或许还能找到解决困难的办法。

专家提示

犹豫会引起精神紧张，很多人在徘徊不前、举棋不定的状态下，心绪烦躁，日久则易导致人体神经系统及内分泌系统功能失调，从而影响身体健康。所以当自己面对选择时，应坚决果断，即使选错了也绝不后悔，这样的心态才有利于身体健康。

2. 多参加娱乐活动

娱乐活动是集运动、趣味、艺术于一体的活动，不仅有一定的运动量，而且可以调节情绪，使心情舒畅、愉快。因此，娱乐活动对骨质疏松症患者的身体和心理都有益处。反之，如果长期卧床或者性情孤僻，不参加娱乐活动，则骨质疏松症会越来越严重。

应当多参加娱乐活动，中老年人更是如此。比如可以打牌、下棋、写字、绘画、唱歌、跳舞，也可以与朋友聚会、与邻里聊天，或者读书看报写文章，听段美妙的音乐，都会使人乐在其中，给自己、给他人带来愉悦。积极地参加各种娱乐活动，哀必淡，怒必少，乐必多，喜常在，快乐伴随一生，增加战胜疾病的信心和勇气，这样可有效地防治骨质疏松症。

专家提示

参加娱乐活动要有"量"和"度"，以不出现疲劳感为好。有度有量的娱乐活动才能有利于身体健康。

骨质疏松症的中医疗法

1. 常用的补钙中成药

骨质疏松症患者可经常服用下列补钙中成药。

（1）珍珠钙。以珍珠、牡蛎等含钙较高的天然原料经科学配制而成，含钙量高，并含多种维生素、氨基酸和人体必需的微量元素。主要适用于儿童和老人补钙。

（2）阿胶钙。阿胶钙补血补气，善补肝、肾。可长期服用，主要用于老年性骨质疏松症。

（3）珍牡钙。以牡蛎、珍珠等数十味中药为原料制成，吸收率高，主要用于孕产妇、儿童、老年人补钙。

（4）骨疏康颗粒。主要成分为丹参、骨碎补等，有补肾益气、活血壮骨的作用。主治肾虚兼气血不足所致的中老年人和女性绝经后骨质疏松症，亦适用于因糖尿病、甲状旁腺功能亢进等所致的继发性骨质疏松症患者。

（5）三花接骨散。由三七、西红花、当归、血竭、自然铜等中药制成的复合散剂，主要用于骨质疏松症及其他原因引起的骨折。

（6）骨松宝颗粒剂。主要成分为淫羊藿、川芎、牡蛎等，具有补肾活血、强筋壮骨、改善骨痛的作用。适用于骨质疏松症患者。

（7）仙灵骨葆胶囊。主要成分为粗毛淫羊藿、续断、补骨脂等，具有可使血钙下降、血磷增高、促进成骨、补肝肾、强筋骨的作用。

（8）肾骨胶囊。主要成分为牡蛎等，可促进骨的形成，并维持神经传导。适用于老年人发生的骨质疏松症。

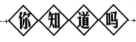

专家提示

为治疗骨质疏松症，单纯靠从饮食中摄取的钙量是不够的，应吃些补钙药。如老年人和孕妇、哺乳期女性、绝经后女性骨质疏松症患者，以及糖尿病、甲状旁腺功能亢进等一些继发性骨质疏松症患者，就须服用补钙药物。

你 知 道 吗

传统治疗骨质疏松症的方法

我国传统医学认为骨质疏松症属"骨痿、骨枯、骨痹"的范畴，其发病机理为肾虚及脾虚，因此，治疗针对发病机理而采用补肾壮骨、益气健脾的方法。

中医认为"肾主骨"，肾虚是骨质疏松的发病关键，故治疗宜补肾壮骨，若肾精充足，则筋骨坚硬有力。

脾虚则肾精亏虚，骨骼失养，骨骼脆弱无力，以致发生骨质疏松症，故治疗宜补气活血、健脾调肝。

2. 骨质疏松症的按摩疗法

（1）可缓解因骨质疏松症引起的腰背痛的按摩疗法。

用"一指禅"推法或擦法按摩命门、肾俞、志室、胃俞、脾俞等穴位，以调节脏腑的功能。

用按摩法、揉法按揉关元、气海，以培补元气，壮命门之火。

按摩中脘、天枢、气海、关元等，以补脾胃，助气血生化。

患者俯卧，用较重刺激的按法沿腰背部两侧膀胱经上下往返按摩5～6遍；然后再用较重刺激按揉大肠俞、八缪、秩边等穴；再直擦腰背部两侧膀胱经，横擦腰骶部，均以透热为度；最后拍击背部两侧骶棘肌，以皮肤微红为度。

（2）推、擦脊椎的按摩疗法。

推脊椎：以手掌根从颈椎推至骶椎，动作缓慢、柔和，共 30～50 次。

擦脊椎：以掌根由颈椎至骶椎来回摩擦脊椎，力量轻缓勿重，每次擦脊椎 50 次。

（3）治疗肠胃病性骨质疏松症的自我腹部按摩法。

取仰卧位，用手掌在腹部皮肤上摩擦，以肚脐为中心，顺时针按摩 50～100 次。

以手掌压住腹部皮肤，轻揉全腹部 3～5 分钟。

双手掌在腹部上下推擦 50～100 次，以发热为度。

以拇指压天枢穴（脐旁 2 寸）、中脘穴（脐上正中 4 寸）、足三里穴（外膝眼下 3 寸，胫骨外缘），每穴半分钟。

专家提示

骨质疏松症导致人体骨骼的脆性增加，容易发生骨折。因此，按摩治疗要讲求力度的掌握，用力不当有造成骨折的危险，应严格避免。

3. 骨质疏松症的中医药膳

（1）肝肾阴虚型骨质疏松症。

肝肾阴虚型骨质疏松症的患者，患部痿软微热，关节僵硬。表现为腰酸形瘦，眩晕耳鸣，烦热咽干，盗汗颧红，舌红苔少，脉细数。我们可用下列药膳来调理。

◎核桃猪骨汤

材料：猪棒骨 1000 克，核桃肉 6 克，芦笋 6 克。

制作方法：将猪棒骨洗净、折断、放锅中，加水适量，大火烧开，撇去浮沫。加少量食醋（利于钙质溶出），以小火炖煮 1.5 小时以上。将核桃肉入开水中烫一下捞出，加入猪棒骨汤内，再煮半小时，加入芦笋，煮约 20 分钟后停火。食用时加食盐、味精调味，喝汤吃核桃肉及芦笋。可经常服食。

◎首乌鸡块

材料：鸡肉 500 克，猪油 25 克，何首乌 20 克，枸杞子 100 克，绍酒 15 克，白糖适量。

制作方法：何首乌、枸杞子上笼，大火蒸 1 小时，取下备用。把鸡肉剁成 8 块，放入沸水中烫透，捞出，将原汤浮沫撇去，原汤倒出备用。在烧热的炒勺中加入猪油 25 克，然后放葱、姜、鸡块，翻炒几下，加入酱油、绍酒、花椒后把原鸡汤倒入，再加蒸好的何首乌、枸杞子，大火烧开，改用慢火将鸡块炖烂熟，拣去何首乌、枸杞子、葱、姜，加入味精，大火收汁，用水淀粉勾芡，淋入香油出勺。分两次吃完。可经常食用。

以上药膳具有补肝肾、强筋骨、明头目之功效，可用于肝肾阴虚型骨质疏松症伴见腰膝酸软、筋骨无力、头目昏花、烦热盗汗等症者。

（2）气滞血瘀型骨质疏松症。

这类患者的患部会出现青紫肿痛、凝滞强直、筋肉挛缩的症状。表现为痿弱麻木，口唇、爪甲晦暗，舌质紫暗，脉细涩。

◎万年青饮

材料：万年青 20～30 克，红糖适量。

制作方法：万年青加水 150 毫升，煎至 50 毫升时滤出；再加水 120 毫升，煎至 40 毫升时滤出。混合 2 次药液，调入红糖。每日 1 剂，分 3 次服。

◎姜黄鸡蛋

材料：姜黄 21 克，鸡蛋 2 个，甜酒 300 毫升。

制作方法：鸡蛋水煮后去壳，与姜黄共煮，取鸡蛋与甜酒同服，每日 1 次，2～3 次服完。

以上两种药膳有理气活血之功效，适用于气滞血瘀型骨质疏松症伴见肢体痿弱、麻木，口唇、爪甲晦暗等症者。

（3）风邪偏盛型骨质疏松症。

这类患者的患部常常瘙痒，可以看到红斑。表现为游走性关节疼痛，入夜稍安，肢节屈伸不利，手足麻木，苔薄白，脉浮。

◎薏苡仁防风茶

材料：生薏苡仁 30 克，防风 10 克。

制作方法：上药入水同煎，去渣取汁。代茶饮，每日 1～2 次。

◎桑寄生煲鸡蛋

材料：桑寄生 15～30 克，鸡蛋 1～2 个。

制作方法：桑寄生、鸡蛋加水同煮。蛋熟后去壳取蛋，再煮片刻。食蛋饮汤，每日 1 次。

以上药膳有祛风除湿、强壮筋骨之功效，适用于风邪偏盛型骨质疏松症伴见关节韧带游走性疼痛、肢节屈伸不利、手足麻木等症者。

专家提示

在食用药膳时，一定要先了解自己的骨质疏松症是哪一类的，对症服药膳，才有疗效。

第 2 章

中老年人的"致残杀手"——颈椎病

颈椎位于人体的特殊部位，一旦得病，不但危害头颈，还可牵动全身。颈椎病已成为中老年人的"致残杀手"。10％～15％的颈椎病患者出现了下肢瘫痪或四肢瘫痪、大小便失控、卧床不起的症状。庆幸的是，现在绝大多数的颈椎病都能得到有效的治疗，也可以有效缓解患者的病痛。所以，在日常生活中只要积极预防、科学治疗，就能很好地防治颈椎病。

健康测试

你患上颈椎病了吗

随着现代生活方式和工作方式的改变，越来越多的人患上了颈椎病。我国有 0.5 亿～1.5 亿人患有颈椎病，其中中老年人占到 68% 以上。怎样才能知道自己是否得了颈椎病呢？

下面这几个症状已被明确为颈椎病的症状，只要符合其中的一条，即表明已患有颈椎病。

（1）后颈部疼痛，用手向上牵引头颈可减轻疼痛，而向下加压则加重疼痛。

（2）颈部疼痛的同时，伴有上肢（包括手部）放射性疼痛或（和）麻木，你可能患上了神经根型颈椎病。

（3）闭着眼向左右旋转头颈，可引发偏头痛或眩晕，你有可能患上了椎动脉颈椎病。

（4）颈部疼痛的同时，伴有上肢或（和）下肢肌力减弱及肌体疼痛，你有可能患上了脊髓型颈椎病或是合并颈椎椎管狭窄症。

（5）低头时，突然引发全身麻木或有"过电"般的感觉，你有可能患上了脊髓型颈椎病。

正确认识颈椎病

1. 颈椎病及其症状

颈椎病，又称颈椎综合征，是一种以退行性病理改变为基础的疾患，是由于人体颈椎间盘逐渐发生退行性改变、颈椎骨质增生、颈椎正常生理曲线改变后引起的一组综合症状。

颈椎病的症状，多样而复杂。其主要症状是颈肩痛，放射至头枕部和上肢，少数有眩晕、摔倒，或一侧面部发热、出汗异常。具体来说，患者可以有脖子发僵、发硬、疼痛，颈部活动受限，肩背部沉重，肌肉变硬，上肢无力，手指麻木，肢体皮肤感觉减退，手里握物有时不自觉地落下等表现；有些患者出现下肢僵硬，似乎不听指挥，或下肢绵软，犹如在棉花上行走；还有一些患者甚至出现头痛、头晕、视力减退、耳鸣、恶心等异常感觉；更有少数患者出现大小便失控、性功能障碍，甚至四肢瘫痪等。

当然，不是所有的症状都会在每一个颈椎病患者身上表现出来，往往是仅仅出现部分症状，而且大部分患者的症状表现轻微，病程也比较长。

专家提示

颈椎病的症状与发病程度、发病时间长短及患者的体质有一定关系。大多数患者起病时症状较轻，易因忽视而加重病情，故一旦感到颈肩部疼痛，最好去医院就诊。

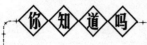

关于颈椎

人体颈椎共有 7 块。第 1 颈椎叫做寰椎，状如指环，连接头颅与躯体。第 2 颈椎叫做枢椎，从枢椎以下，每两个颈椎之间都夹有椎间盘，在承受压力时被压缩，除去压力后又复原。各颈椎后方的椎孔上下排列，加上相互之间的韧带连接，形成了中空的椎管，里面有神经组织——脊髓。

2. 颈椎病的基本分型

根据颈椎病的临床症状和体征可将其分为以下几种基本类型。

（1）颈型颈椎病。它是颈椎病中最轻的一类，也是最常见、最容易诊断的一种，患者以青壮年为多。个别也可在 45 岁以后才首次发病，此种情况大多见于椎管矢状径较宽者。以颈部酸、痛、肿胀及不适感为主，患者常诉说头颈不知放在何种位置为好。约半数患者颈部活动受限或被迫处于某种体位。个别患者上肢也可有短暂的感觉异常。一般患者躺下后症状减轻，站位或坐位加重。做向上引颈试验，颈部症状立即减轻或消失。

（2）神经根型颈椎病。这一类型的颈椎病比较常见，其主要症状是出现根性痛。在发病早期即可引起患者注意，所以患者前去就医的时间早，其治疗效果也非常好，约 90% 以上的患者可以治愈。由于疼痛症状是从颈部向远侧手腕部放射，因此，又称之为"下行性颈椎病"。

（3）脊髓型颈椎病。这一类的颈椎病患者较少，但此型患者不仅症状严重，且大多数是以"隐性"形式发病，其患者多为中年人。他们逐渐出现手足感觉障碍及肌肉乏力。开始感觉轻微，通常突然有一次跌倒，或全身出现"电击式反应"，方才引起注意，在检查后发现本病。脊髓型颈椎病多在颈椎椎管狭窄基础上发生。

（4）椎动脉型颈椎病。它是由于椎动脉受到外来的压迫或刺激，引起功能失调而产生的一系列症状。椎动脉型颈椎病有 50% 以上的患者是突然发病的，原来可能毫无症状，也没有什么预兆，只是颈部向某个方向转动一下，当即出现眩晕，甚至感到天昏地暗。

（5）交感型颈椎病。这一类型的颈椎病的症状为颈枕痛或偏头痛，头晕目眩、视物模糊，咽喉不适有异物感，耳鸣，听力下降，心率不正常，多汗，肢体麻木、疼痛，胃肠功能紊乱。

专家提示

有的患者可能会同时患上两种类型的颈椎病，这类患者被称为混合型的颈椎病患者。当自己的颈部出现不适时，一定要及时去医院诊治。

3. 颈椎病的病因

引起颈椎病的原因很多，其发病过程也非常复杂。下面介绍几种可引起颈椎病的因素。

（1）年龄。随着年龄的增长，人体各器官的磨损也日益增加，颈椎同样会产生各种退行性改变，而椎间盘的退行性变化是颈椎病发病最关键的因素；另外，颈椎病发病与小关节和各种韧带的蜕变也有密切的关系。

（2）慢性劳损。这是指各种超过正常范围的过度活动带来的损伤，如不良的睡姿、枕头的高度不当或所垫部位不妥等，反复落枕者患病率也较高。另外，工作姿势不当，尤其是长期低头工作者，颈椎病发病率非常高。有些不适当的体育锻炼也会增加发病率，如不得法的倒立、翻筋斗等。

（3）外伤。在颈椎蜕变、失稳的基础上，头颈部的外伤更易诱发颈椎病的发生或复发。患者往往在轻微外伤后突然发病，而且症状较重。引起颈椎病的外伤包括交通意外，工作和生活中的意外，创伤，运动性损伤等。

（4）咽喉部炎症。当咽喉部有炎症时，因周围组织的炎性水肿，很容易诱发颈椎病症状出现，或使病情加重。

（5）代谢。由于各种原因造成人体代谢失常，特别是钙、磷代谢和激素代谢失常者，往往容易产生颈椎病。

（6）精神。调查显示，情绪不好往往使颈椎病加重；而颈椎病发作或加重时，患者的情绪往往更不好，很容易激动和发脾气，导致颈椎病的症状更为严重。

（7）环境。外界环境出现寒冷、潮湿等因素时，容易使颈椎肌肉、韧带痉挛，使颈部肌肉平衡失调，从而导致颈椎出现失稳定状态。

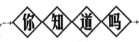

在生活中，伏案工作的人最好每 40 分钟左右就站起来走动走动，防止颈椎病发生。

你知道吗

颈椎病为什么会复发

颈椎病很易复发，这是因为颈椎的活动度很大，活动频率也很高，但其支持结构却很薄弱，高活动度和低稳定性一旦失去协调和平衡，即颈部活动过度或某些因素诱发颈部失稳，都将造成颈椎病的复发。此外，如果在日常生活中没有纠正不良姿势和体位，或是咽喉部反复发作的炎症、头颈部扭伤等没有及时处理和治疗，或是治疗后症状改善不彻底、疗效不巩固，都有可能导致颈椎病的复发。

4. 颈椎病的高发人群

专家指出，颈椎病具有一定的高发性，其发病高危人群主要有以下几种。

（1）中老年人。随着年龄的增长，颈椎过多的慢性劳损会引起椎间盘变性、弹性减弱，椎体边缘骨刺形成，小关节紊乱，韧带增厚、钙化等一系列退化性病理改变。因此，中老年人患颈椎病的较多。

（2）工作姿势不当的人。有些人从事特定职业，如办公室人员、打字员、编辑、作家、教师、会计、刺绣女工、手术室护士等，因长期保持固定姿势工作，易造成颈后肌群、韧带等组织劳损，或头颈常偏于一侧而引起局部劳损，因此从事上述几种职业的人易得颈椎病。

（3）有不良生活习惯的人。长时间地玩麻将、打扑克、看电视，这些不良生活习惯易使颈椎长时间处于屈曲状态，颈后肌肉和韧带组织超负荷，从而引起劳损。

（4）睡眠姿势不当的人。人的一生大约有 1/3 的时间处于睡眠中，当枕头过高、过低或枕的部位不当时，易造成椎旁肌肉、韧带、关节平衡失调，张力大的一侧就易疲劳而产生不同程度的劳损。因此，喜欢高枕者及有反复"落枕"症状者易患颈椎病。此外，躺着看书、看电视时头部长久保持单一姿势的人，也易发生颈椎病。

（5）有外伤及颈椎先天性畸形的人。由于交通事故、运动性损伤导致的颈椎损伤，往往会诱发颈椎病的发生。另外，颈椎先天性畸形如先天性椎管狭窄、先天性椎体融合者，也易患颈椎病。

专家提示

颈椎病的危害非常大，有可能导致眩晕、中风、视力下降、胃病、乳房疼痛等。如果自己属于颈椎病的高发人群，一定要积极预防。

5. 颈椎病的检查与诊断

怀疑自己患有颈椎病时，应马上去医院检查。颈椎病的检查包括哪些呢？

（1）颈椎的试验检查。颈椎病的试验检查即物理检查，不需借助仪器，主要有以下几种。

前屈旋颈试验：令患者颈部前屈，嘱其向左右旋转活动。如颈椎处出现疼痛，表明颈椎小关节有退行性病变。

椎间孔挤压试验（压顶试验）：令患者头偏向患侧，检查者左手掌放于患者头顶部，右手握拳轻叩左手背，如出现肢体放射性疼痛或麻木，表示有根性损害；对根性疼痛厉害者，检查者用双手重叠放于患者头顶，往下加压，即可诱发或加剧症状。当患者头部处于中立位或后伸位时，若出现加压试验阳性，则称之为 Jackson 压头试验阳性。

臂丛牵拉试验：患者低头，检查者一手扶患者头颈部，另一手握患肢腕部，作相反方向牵拉，看患者是否感到放射性疼痛或麻木，这称为 Eaten 试验。如牵拉同时再迫使患肢作内旋动作，则称为 Eaten 加强试验。

上肢后伸试验：检查者一手置于患者健侧肩部起固定作用，另一手握于患者腕部，并使其逐渐向后、向外呈伸展状，以增加对颈神经根的牵拉。若患肢出现放射性疼痛，表明颈神经根或臂丛有受压或损伤。

（2）颈椎病的 X 线检查。颈椎 X 线平片在临床上有特殊的意义，也是颈椎病诊断过程中最常规的特殊检查措施，而且检查简单方便，价格便宜，易于为广大患者所接受。X 线平片可明确病变的性质、范围、程度，还有助于选择正确的治疗方式，特别是手术时明确手术的方式以及范围，有助于判定疗效。

除了颈椎 X 线平片外，还有许多特殊的影像学检查方法，如磁共振成像（MRI）、电子计算机断层摄影（CT）、脊髓造影、体层摄影等，以及其他作为功能检测的肌电图、诱发电位、脑血流图等。临床上具体采用什么辅助检查，应根据病情需要，由专科医生来申请。

需要注意的是，并不是所有的颈椎病都必须进行磁共振或 CT 检查。如果与其他疾病鉴别困难，或需要手术治疗，为了更清楚地明确脊髓、神经根的受压情况，确定手术方式及手术的节段范围时，可以申请磁共振检查。绝大多数的颈椎病使用 X 线平片即可满足临床上诊断、鉴别诊断、指导治疗以及估计预后的要求。

如果 X 线平片及磁共振这两项影像学检查仍不能完全明确诊断，则可以根据需要再申请其他的特殊检查方法，如肌电图、CT、脊髓造影等。各种影像学检查对于颈椎病的诊断具有重要的参考价值，但是按照颈椎病的定义及诊断原则，仅有影像学检查所见的颈椎退行性改变而无颈椎病临床症状者，不能诊断为颈椎病。

其实，颈椎病的诊断标准有两条：一是临床表现与 X

线片所见均符合颈椎病特征者，可以确诊。二是具有典型的颈椎病临床表现，而 X 线片上尚未出现异常者，应在排除其他疾患的前提下，诊断为颈椎病。

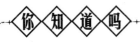

在做颈椎病的检查时，应先向专科医生详细讲述自己的病史及症状变化，再由医生作全面的体格检查。特殊检查应根据患者不同的情况而有不同的选择，主要是根据患者不同的病史和体检特点，再结合医生的判断来确定。并不是检查项目越多、越全越好，不同的特殊检查有各自的优缺点，因此就有不同的适用范围。

你知道吗

颈椎病的严重后果

颈椎病是一种常见病、多发病，严重者可导致瘫痪。因此，颈椎病患者一定要在医生的严格指导下进行治疗（包括理疗、牵引等），否则就有出现病情加重甚至瘫痪的可能。特别强调的是，如果患者出现肢体 7 症状，一定要尽快、及时地进行治疗，包括手术治疗，因为神经受损后的恢复性生长是很慢的。长时间的神经受损会导致肌肉萎缩、局部供血差、关节功能丧失等。经过严格、科学的治疗，颈椎病是可以治愈的。

预防颈椎病要讲方法

1. 预防颈椎病的小招数

对颈椎病而言，预防胜于治疗。我们应该怎样预防颈椎病呢？

（1）学习关于颈椎病的知识。阅读有关颈椎病的书籍，学会用科学的手段防治疾病。

（2）多运动。加强运动，坚持做颈肩部肌肉的锻炼，有助于预防颈椎病。在工作中间或结束后，可做头及双上肢的前屈、后伸及旋转运动，既可缓解疲劳，又能使肌肉发达，韧度增强，从而有利于颈段脊柱的稳定性，增强颈肩顺应颈部突然变化的能力。应加强颈部活动，常做颈部保健操，并纠正不良姿势。尤其是长期伏案工作者，应定时改变头部体位，按时做颈肩部肌肉的运动锻炼。

（3）注意颈肩保暖，避免负重物。注意颈肩部保暖，防止受凉，减少发作诱因，夏天不要在空调房间待过久。避免头颈负重物，避免过度疲劳，坐车时不要打瞌睡。

（4）不要高枕睡眠。睡眠时枕头应适宜，不宜过高或过低。休息时将枕头高低放合适后置于颈后。避免高枕睡眠的不良习惯，高枕使头部前屈，增大下位颈椎的应力，有加速颈椎退变的可能。

（5）养成良好的习惯。注意端正头、颈、肩、背的姿势，不要偏头耸肩，谈话、看书时要正面注视，要保持脊柱的正直。长期低头工作或计算机操作时，注意适时休息，放松、活动颈部。

（6）防止外伤。注意避免颈部的意外伤害，既要防止头颈部外伤，也要预防慢性劳损。劳动或走路时要防止闪、挫伤；低头工作的人员，不宜长期连续作业，应多做颈部运动和按摩。注意休息，低头或在计算机前坐1小时左右需要活动颈部10分钟。

（7）乐观生活。在生活中要保持乐观精神，树立与疾病艰苦抗衡的思想，配合医生治疗，避免复发。保持良好的心态和情绪，避免情绪大起大落。全身不要过于劳累、紧张。

（8）有病应及时治疗。应及早、彻底治疗颈、肩、背软组织劳损，防止其发展为颈椎病。

专家提示

为了预防颈椎病，可适当服用滋补肝肾、强筋壮骨的药物。也可以吃一些核桃、生地黄、黑芝麻等具有补肾益髓作用的食物。

2. 不能忽视反复落枕

落枕又称失枕，多由睡眠姿势不当，枕头过高或过低，头部滑落于枕下，使颈部斜向一侧而得名。也有部分患者因睡眠时受风寒，造成局部经络不通、气血运行不畅引起。许多人在落枕后，仅是按摩一下或贴块膏药，不会特别在意。这种做法极为不当。骨科专家指出，经常落枕可能与颈椎病有关，患者应该有所警惕。

专家指出，轻度落枕的患者可做适当的颈部运动，这样会使症状消失；但如果反复落枕，则有可能形成颈椎病。这是因为如果颈部某一肌肉群经常处于过度偏转状态的时间一长，颈部的小关节就会错位，颈部肌肉和韧带也会出现痉挛。这种现象严重时患者就会感到颈椎剧烈疼痛，有时这种疼痛还会放射到肩胛等部位。老年人如果反复落枕，且没有进行有效的治疗，便可能会逐步引起骨结构的改变，进而形成颈椎病。

因此，要预防颈椎病，先要预防落枕。专家建议，要避免落枕，首先要保持良好的睡姿，枕头高度为5～10厘米即可，最好与肩持平。枕头过高会使颈椎前倾角过大，导致头部供血不足。其次，枕头要有弹性，枕芯可用谷物皮壳、木棉、中空高弹棉，并配以纯棉枕巾。过硬的枕头会使颈部局部肌肉得不到良好的放松，睡后易产生疲劳感；太软的枕头则容易使头"陷"下去，起不到垫高的作用。

专家提示

发生落枕后，可采用热敷法，每天用热毛巾在患处及其周围敷上2～3次，并做适度的颈部运动。如果落枕后疼痛剧烈，活动严重受限，应到医院检查和治疗，以免贻误病情。

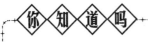

随意选用胸罩有可能诱发颈椎病

如果女性朋友长期使用窄带式的胸罩或胸罩尺寸偏小，因穿戴过紧，会使胸罩与肌肤在很小的范围内频繁摩擦，时间长了，就会使这些肌肉因过度疲劳、血液循环出现障碍而发生老化。而且过紧的胸罩带限制了呼吸肌的运动，使胸廓收缩、舒张不畅，从而影响呼吸功能，致使两肺换气不足，产生胸闷、气促等症状。此外，胸罩带过紧可压迫颈部肌肉、血管、神经，使其受累，从而诱发颈椎病，产生上肢麻木、颈部酸痛、头晕、恶心等症状。

3. 不宜用脖子夹着话筒打电话

许多人在打电话时，喜欢弯着脖子，将话筒夹在脖子、肩膀和下巴之间；同时手上还忙着其他工作，如写字、打电脑等。尽管这样打电话能充分利用时间，但是长期下来，就有可能患颈椎病。

在现代工作中，许多人经常操作电脑、阅读或书写，而这些工作常需要低头屈颈。长时间保持这种姿势，颈椎必然会产生疲劳，日久便会发生颈后韧带、肌肉慢性劳损，导致椎骨增生、韧带肥厚，发展到一定程度即可引起颈椎病，对人体健康产生较大的影响。打电话本来可以乘机放松颈椎，让颈椎得以休息，如果此刻用脖子夹着听筒打电话，持续几分钟甚至几十分钟，这对于本已疲劳的颈椎来说，无异于雪上加霜，极易引起劳损。

从生理结构来讲，人体的颈椎侧弯的角度不可能太大，要夹住听筒，对颈部来说是一个难度很高的动作，需要作出很大的反应才能完成。颈椎一侧的肌肉被动牵拉，而另一侧的肌肉则要极力收缩，筋膜和韧带也是同样，而颈椎几乎所有小关节都处于最大活动范围。如果长时间保持一种使颈椎很费力的姿势，而不注意保持肌肉、软组织之间的平衡，就容易诱发颈椎病。

因此，不宜用脖子夹着话筒打电话。

专家提示

正确的打电话姿势是颈椎中立，使其处于最放松的状态，手握话筒，靠近耳朵和嘴巴。为了避免与话筒直接接触发生污染，不要将其紧贴在耳朵和嘴巴上。

掌握正确的颈椎病治疗方法

1. 治疗颈椎病要选对治疗方法

颈椎病分为 5 类（前文已述），应根据类型不同而选择正确的治疗方法。

在颈椎病患者中，神经根型约占 60%，交感型约占

10％，其中绝大多数采用非手术疗法即可获得满意效果，并有望治愈。少数长期接受严格的非手术疗法不能有效缓解症状者，或症状反复发作者，可以考虑手术治疗；少数病情严重者也可早期手术治疗。脊髓型颈椎病在颈椎病中约占10％，对人的运动功能危害最大，绝大多数非手术治疗无效，一经诊断应当尽早接受手术治疗。

由于颈椎的退变老化是正常的生理过程，因此颈椎病非手术治疗的目的并不是要消除所有增生的骨刺等退变老化现象，而是减轻和延缓其发展进程。只有在非手术治疗不能有效缓解症状的情况下，才考虑通过手术的方法去除那些引起患者症状的颈椎退变老化因素。

专家提示

颈椎病是一种慢性病，其病程很长，患者在配合医生治疗的同时，还可以采取自我疗法。例如，患者起床后可进行自我按摩。先按摩脸部，用双手掌面分别来回搓脸的正面、侧面和耳后各几次，再用五指梳头十来下，无须太多，感觉舒服就行。这种按摩要长期坚持。

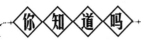

颈椎病患者在哪种情况下应及早去医院呢

当有下面这几种情况时，患者应该及早就医：一是症状毫无好转或症状加重。二是无明显诱因的情况下出现剧痛或疼痛突然加剧。三是突然步态不稳。四是无特殊原因步行中突然跌倒，或双膝发软将要跌倒，或需扶墙站立。五是出现无法解释的症状或反应。

2. 颈椎病的非手术疗法

颈椎病的治疗方法可分为非手术疗法和手术疗法。在现实生活中，约95%的颈椎病患者可通过非手术疗法得到治愈或缓解。

常用的非手术疗法有以下几种。

（1）牵引疗法。这是最为常用的疗法之一，通过牵引可以缓解颈部的肌肉紧张、痉挛，使椎间隙略微增大，以减轻和缓解神经根、椎动脉的压迫和刺激。

（2）围领疗法。围领即颈托或颈围，一般外出或工作时用，其作用不是固定颈部，而是限制颈部的活动，特别对颈椎不稳定者效果较好。

（3）推拿疗法。此法疗效肯定，但不适用于脊髓型颈椎病。

（4）药物疗法。西药治疗包括消炎镇痛药、血管扩张药、营养和调节神经系统的药物。中药治疗包括中药汤剂、中成药。

（5）物理疗法。可根据具体情况选择，常见的有离子导入法、超短波法、石蜡疗法，其他如炒粗盐及热水袋热敷等。

（6）针灸疗法。依据经络选择穴位，留针治疗效果较好。可根据病情和疗效分疗程治疗。

那么，哪些患者应采取非手术疗法呢？

（1）早期或轻度颈椎间盘突出症患者。该病经系统的保守治疗往往可明显缓解症状而解除病痛。颈椎牵引和颈部围领可考虑为首选治疗方法，同时配合药物治疗。

（2）神经根型颈椎病患者。该病症的主要特征是颈肩痛伴手指麻木，时好时坏，经颈椎牵引、按摩和理疗等方法治疗，时常奏效。

（3）早期交感神经型、椎动脉型和脊髓型颈椎病患者。经保守治疗后症状可得到缓解。

（4）颈椎病伴有精神疾病患者。这类患者不能配合手术治疗，或术后疗效不能肯定，故采取非手术疗法。

（5）年老体弱，患有心脑血管或肝、肾疾病，不能耐受手术的颈椎病患者。这类患者都应采取非手术疗法。

颈椎病术后恢复期的患者可选用药物、理疗及针灸等保守疗法。

专家提示

神经根型颈椎病患者在经过正规而系统的非手术治疗

3～6个月后无效；或非手术治疗虽然有效，但反复发作且症状严重，影响正常生活和工作者，都应进行手术治疗。神经根受到压迫刺激，导致所支配的肌肉进行性萎缩；有明显的神经根刺激症状，严重影响睡眠和正常生活的，也应进行手术治疗。此外，绝大多数脊髓型颈椎病患者、椎动脉型颈椎病患者一经确诊后，应进行手术治疗。

3. 颈椎病的牵引疗法

在治疗颈椎病时，牵引疗法应用得较为广泛。此疗法适用于各型颈椎病，对早期患者更为有效。下面介绍一下颈椎牵引的作用。

（1）限制颈椎活动，减少对受压脊髓和神经根的反复摩擦和不良刺激，有利于组织充血、水肿的消退。

（2）增大椎间隙和椎间孔，使神经根所受的刺激和压迫得以缓和，神经根和周围组织的粘连也可能得以缓解。

（3）缓冲椎间盘组织向周缘的压力，并有利于已经向外突出的纤维环组织消肿。

（4）使扭曲于横突孔间的椎动脉得以伸张，从而改善椎动脉的供血状况。

（5）牵引被嵌顿的小关节滑膜，恢复颈椎间的正常序列和相互联系。

做颈椎牵引时，应注意时间和次数。

颈椎牵引的时间视患者的症状严重程度和牵引效果来决定，如果牵引方法正确而效果不佳，甚至牵引时有诸多不适，则应放弃牵引。

一般来说，如果症状严重，影响生活和工作，可采取卧位持续牵引，除了吃饭及大小便外，24 小时连续牵引，理论上效果最好。一般情况下白天牵引，晚上停用。对于那些症状尚能耐受，又不能放弃工作者，可利用上班休息时间和在家进行坐位间断牵引，每天 2～3 次，每次半小时到一小时。

颈椎牵引贵在坚持，方法简便易行。由于神经根的水肿消退要两个星期以上，一般要坚持 2～3 个星期才能有明显的效果。

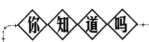

对病期较久的脊髓型颈椎病患者进行牵引，有时可使症状加重，故这类患者应少用。

你知道吗

做自我颈椎牵引时应注意的事项

做自我颈椎牵引时应注意的事项有：牵引带应柔软、透气性好，枕颌联结带、悬吊带要调整为左右等长，使枕、颌及左、右颌侧四处均等。挂于牵引钩的牵引带两端间距为头颅横径的 2 倍，以免两侧耳朵及颞部受压，影响头部血液回流。

牵引绳要够长（约 2.5 米长）、结实，牵引架的固定要可靠。牵引重物高度以距地面 20～60 厘米为宜，即患者站立后重物可落在地上，悬吊的绳索要在患者手能够到的范围。牵引的角度要采取轻度前屈位，即头前屈，与躯干成 10°～20°。牵引的重量可从 3 千克开始，以后逐渐增加到 8～10 千克。

4. 颈椎病的物理疗法

物理疗法是指应用自然界和人工的各种物理因素，如声、光、电、热、磁等，以达到治疗和预防目的的疗法，又称理疗。它在颈椎病的非手术治疗中占有重要的地位。物理疗法可选择的种类很多，常用的有以下五种。

（1）离子导入疗法。这是一种利用直流电场作用和电荷同性相斥、异性相吸的特性，将各种中、西药物（普鲁卡因、碘化钾、威灵仙、醋等）作用于颈部的物理疗法。

（2）中药电熨疗法。这是一种在以祛风散寒、活血通经为主的中药热敷基础上，再叠加直流电或低频脉冲电流的方法。它兼有中药熏蒸、温热疗法和低频电疗法的共同治疗作用，故有较好的止痛、消炎，改善神经、关节和肌肉功能的治疗效果，对神经根型、颈型颈椎病效果明显。

（3）感应电疗法。以脉冲方式或配以离子导入等方法作用于颈背部肌肉，提高肌张力，加强肌力，可使长期、反复发作所致的颈背肌力减弱的患者得到恢复。

（4）高频电疗法。目前常用的有超短波、短波、微波等方法。利用深部电热作用改善椎管、椎间孔、横突孔内的脊髓、神经根、椎动脉等组织的血液供应，以利于受刺激、压迫的脊髓、神经根、椎动脉等组织恢复。对脊髓型和椎动脉型疗效较好。

（5）超声波疗法。在温热疗法的基础上，用接触移动法，将超声波探头作用于颈后及两侧颈部。对颈型和脊髓型颈椎病患者有效。

专家提示

在治疗颈椎病时，我们可以采用多种物理疗法，互相结合。不过应在医生的指导下进行。

日常生活中要注意保护颈椎

1. 选好床铺护颈椎

颈椎病患者要想更好地防治颈椎病，选择适宜的床铺非常重要。对颈椎病患者而言，过于柔软的床铺会增加腰背部卧侧肌肉的张力，而且容易导致头颈部的体位相对升高，长期如此，可能会导致局部肌肉韧带平衡失调，影响颈椎的生理曲线。那么，颈椎病患者适合选用哪种床铺呢？

（1）棕绷床。这种床透气性好、柔软、富有弹性，较适合颈椎病患者使用。但这种床会随着使用时间的延长而出现棕绳松弛、弹性减弱的情况，因此，每隔3～5年就应更换棕绳，以保持弹性。

（2）火炕。这是我国北方寒冷地区农村常用的床铺。炕烧热后，不仅抗寒，还有热疗的效果，可放松和缓解肌肉、关节痉挛与疼痛，在一定程度上缓解颈椎病的症状。

（3）木板床。这类床可维持脊柱平衡，即使铺上松软被褥，也有利于颈椎病患者缓解症状。

（4）气垫床、沙床、水床。这是近年新出现的产品，分别在床垫中置入气体、沙、水，通过气体、沙、水的流动而不断调整患者躯体负重点，使人体各部位受力符合生物力学要求，从而保持颈椎、腰椎等部位的正常生理曲线。不过这些产品的价格非常贵，普通患者可能无力承担，目前仅在个别大医院作为治疗床使用。

专家提示

如今，许多家庭都睡席梦思床。对颈椎病患者而言，席梦思床垫可能有些软。不过现在已有一种根据人体各部位负荷不同和人体曲线特点，选用多种规格和弹性的弹簧合理排列的席梦思床垫，这种床垫适合颈椎病患者使用。

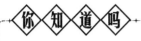

选择合适的枕头有益健康

对颈椎病患者而言，选用一个合适的枕头对保护颈椎，促进颈椎病的康复，防止颈椎病的复发起着重要的作用。因此，颈椎病患者的枕头要高低合适，并且要软硬适中，有一定的弹性和保暖性。枕芯最好选用羽毛。

2. 颈椎病患者宜采取的睡眠姿势

专家指出，睡眠姿势是否合理会影响人体的健康。

每个人从小形成的习惯不同，所以睡眠姿势也不同。俯卧位容易引起颈部肌肉、韧带、关节等劳损和退行性改变，从而导致颈部疾病的发生；还容易压迫心肺而影响呼吸，加重心脏负担，对人体健康最为不利。左侧卧位也有可能加重心脏负担，因此，也不宜采取左侧卧的睡眠姿势。

那么，睡眠时应该采取哪种睡姿最为合理，能防治颈椎病呢？专家提醒，只有不影响或加重心脏负担，不引起头颈部和脊柱的变形，能使全身肌肉放松，有利于休息的睡姿才是合理的。一般来说，以仰卧位和右侧卧位的睡姿为好，这样四肢自然伸直或微曲，全身肌肉放松，有利于消除疲劳。

专家提示

为了防治颈椎病，人们在睡觉时，应以仰卧为主，左、右侧卧为辅，使胸部保持呼吸顺畅。

3. 颈椎病患者日常生活中的自我调养方法

颈椎病患者在日常生活中应学会自我调养，这样自己才能更好、更健康地生活。怎样进行自我调养呢？

（1）适度休息。减轻工作量、学会休息，有利于局部炎症的消退和受累组织的修复。脊髓型、椎动脉型等颈椎病病情严重时，应绝对卧床休息；病情处于慢性过程时，则应减少工作量或暂停工作，并做到生活规律，饮食平衡，力戒烟酒。

（2）改正自己不良的习惯体位。坐位工作时应尽量避免驼背、低头，不要伏在桌子上写字，看书时不要过分低头，尽量让书和眼睛保持平行。看书、写字、使用计算机、开车等时间不宜太长，一般工作 50～60 分钟做 1～2 分钟头颈部活动或改变姿势。

此外，在工作中间和工作完后还可做一做操。可根据不同职业和工作体位选择适合自己的肢体对抗平衡操。如端坐、低头伏案工作的人做操时，可以伸臂仰颈操为主。长期站立仰头位工作的人，在工作间隙，可做抱膝、躯体弯弓动作。当因工作引起重度肢体疲劳时，可用 40℃～45℃ 的热水泡脚 15 分钟，同时自我按摩疲劳的软组织，以消除疲劳。在长时间工作中，每隔 1 小时左右，应做短暂的颈部前屈、后伸、左右旋转及回环活动，以改善颈肌疲劳状况，恢复最佳状态。每天早晚应坚持必要的锻炼。

（3）日常生活中的家务劳动。颈椎病患者在喝水、刮胡子、洗脸时不要过分仰头，看电视时电视机应放在与眼睛同一高度的位置。切菜、包饺子、织毛衣等家务劳动的时间不宜太久，并要经常改变姿势。

（4）日常生活中要加强颈肌锻炼。颈椎病患者应加强颈部肌肉的功能锻炼，使无力的颈肌变得强壮，僵硬的关节恢复灵活，只要长期坚持，就会收到很好的效果。尤其是中老年人和长期低头工作的人，应多做颈部活动，并学会颈部的自我按摩；另外还应积极参加体育活动，如步行、慢跑、做保健操等。

（5）防止外伤。颈部的外伤与颈椎病有密切的关系，要注意防止外伤，特别是头颈部轻微的扭伤、落枕，以及颈椎外伤的继发影响，对产生和诱发颈椎病均会起到一定的作用，不可轻视。

（6）避免风寒。要防寒保暖，避免感受风寒，防止外邪乘虚侵入而并发风湿痹痛，诱发颈椎病。

专家提示

防止各种上呼吸道炎症，预防感冒，保持口腔清洁，也是预防颈椎病的重要措施。

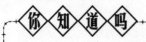

颈椎病患者宜进行日光浴

日光浴具有活跃机体组织细胞，增强体内血液循环，促进新陈代谢，消除患部炎性病变的功效。老年颈椎病患者和体质虚弱的患者更应进行日光浴。因为它能缓解症状，增强体质，促进功能恢复。颈椎病患者一年四季都可进行日光浴，气温在 18℃～20℃ 时最为适宜。日光浴的时间不要太长，可由 10 分钟逐渐增至 1～2 小时。

饮食调养，远离颈椎病

1. 颈椎病患者的饮食原则

在日常生活中，颈椎病患者要根据自身疾病的特点，遵循下面的饮食原则。

（1）合理搭配。颈椎病患者的饮食要合理搭配，食物不可单一、偏食。要做到主副、粗细、干稀搭配，这样才能全面摄入营养，促进患者的康复并维持正常的人体需要。

（2）对症进食。由于颈椎病是椎体增生、骨质退化疏松等引起的，所以颈椎病患者应以富含钙、蛋白质、B 族维生素、维生素 C 和维生素 E 的饮食为主。其中钙是骨的主要成分，牛奶、鱼、猪尾骨、黄豆、黑豆等含钙量较多。蛋白质也是形成韧带、骨骼、肌肉所不可缺少的营养素。B 族维生素、维生素 E 则可缓解疼痛，解除疲劳。另外，如属湿热阻滞经络的颈椎病患者，应多吃些葛根、苦瓜、丝瓜等清热解肌通络的果菜；如属寒湿阻滞经络者，应多吃些狗肉、羊肉等温经散寒的食物；如属血虚气滞者，应多进食公鸡、鲤鱼、黑豆等食物。总之，对症进食，有利于颈椎病患者的康复。

（3）饮食有度。颈椎病患者的饮食要有节制，不可暴饮暴食。人体的阴阳是平衡的，饮食过度或过寒、过热都会使阴阳失调而致脏腑受伤。长时间食生冷寒凉的食物会伤脾胃之阳气，导致寒湿内生，从而加重颈椎病的症状。

专家提示

颈椎病患者以中老年人为主，其饮食宜选择清淡、易消化的食物，要少吃油腻厚味的食物。

2. 颈椎病患者的食物宜忌

不同类型的颈椎病患者吃的食物也应有所不同，下面分别介绍一下。

（1）颈型及神经根型颈椎病患者的食物宜忌。

宜吃的食物：薏苡仁、黄鳝、樱桃、葡萄、木瓜、生姜、桂皮、葱、蜂王浆、大豆等。此外，风寒湿痹患者还适合吃胡椒、辣椒、紫苏、狗肉、羊肉等辛温性食物。热痹者，则宜吃丝瓜、冬瓜、苦瓜、绿豆、绿豆芽、赤小豆、豆腐、芦根、金银花、生地黄等可清热除痹之食物。

忌吃的食物：风寒湿痹患者忌食柿子、柿饼、西瓜、红薯、生菜瓜、竹笋、芹菜、枸杞头、马兰头、生黄瓜、豆腐、绿豆、螺蛳、田螺、螃蟹、蚌肉、蚬肉、海带等生冷性凉食品。热痹患者忌食胡椒、辣椒、花椒、肉桂、白酒、姜、葱等温热助火食品。

（2）椎动脉型颈椎病患者的食物宜忌。

宜吃的食物：眩晕虚证宜食芝麻、桑葚、核桃、淡菜、猪脑、松子仁、枸杞子、何首乌、人参、龙眼肉及天麻。眩晕实证宜食天麻、旱芹、海蜇、白菊花、松花粉、藿香、佛手、薏苡仁、生姜等。

忌吃的食物：眩晕虚证忌食葱、姜、蒜、辣椒、胡椒、桂皮、茴香、萝卜、茶叶、丁香、白酒等。痰浊型眩晕忌食桂圆、大枣、黄精、肥肉、海鲜发物及太咸的食物。肝阳亢盛型眩晕忌食肥猪肉、狗肉、羊肉、雄鸡、辣椒、肉桂、洋葱、韭菜、茴香、丁香、芥菜、黄芪、人参及烟酒。

（3）交感型颈椎病患者的食物宜忌。

宜吃的食物：小麦、糯米、鹌鹑蛋、猪心、猪脑髓、牡蛎肉、鳗鲡、蝗虫、龙眼肉、桑葚、白菊花、葡萄、核桃、柏子仁、大枣、莲子、百合、芝麻、银耳、蜂蜜、灵芝、枸杞、人参、冬虫夏草、何首乌及松子仁、阿胶、酸枣仁、啤酒等。

忌吃的食物：胡椒、葱、浓茶、烈性白酒、香烟、肉桂、辣椒等。

（4）脊髓型颈椎病患者的食物宜忌。

宜吃的食物：瘫病初起，病属实证者，饮食宜清淡，宜食黑木耳、桃仁、丹参、当归等。忌食过于油腻厚味的食物。瘫病日久、病属虚证者，可常食骨头汤、蛋、猪（羊）肾、栗子、核桃仁。气虚证偏重者，宜食易消化、性平味甘的食物，如粳米、山药、牛肉、鸡肉、鲢鱼、鳝鱼、鳜鱼、大枣、樱桃、葡萄、花生、人参、西洋参、黄芪、胡萝卜、豆浆、马铃薯、蘑菇、蜂王浆、甘草等。血虚证偏重者，宜食有健脾补肾、益气补血的食物，如牛肉、牛肝、羊肉、鸡蛋、阿胶、墨鱼、章鱼、大枣、桑葚、龙眼肉、葡萄、苋菜、菠菜、藕、黑芝麻、当归、何首乌、黄芪、党参，以及羊肝、猪肝、鸡、海参、花生、豆浆、牛奶、甜菜等。阴虚精亏证偏重者，宜食鸭肉、猪肉、鸡蛋、牛奶、甲鱼、龟肉、干贝、海参、蛤蜊、蚌肉、梨、桑葚、枸杞子、银耳、西洋参及豆腐脑、菠菜、青菜、蘑菇、糯米、绿豆芽、甘蔗、百合、柑橙、柚子、香蕉、西瓜、蜂蜜、芝麻等。阳虚肾亏证重者，宜食狗肉、羊肉、雀肉、海马、干姜、胡椒、肉桂、荔枝、冬虫夏草、人参及羊骨、牛鞭、狗鞭、海虾、淡菜、韭菜、桂圆等。

忌吃的食物：血虚证偏重者，忌食或少食荸荠、大蒜、海藻、草豆蔻、荷叶、白酒、薄荷、菊花、槟榔、生萝卜等生冷性凉食物。阴虚精亏证偏重者，忌食辛辣刺激性食品及温热香燥、煎炸上火的食物，忌脂肪，少吃或忌食狗肉、羊肉、雀肉、海马、獐肉、锅巴、炒花生、炒黄豆、炒瓜子、爆米花、荔枝、龙眼肉、杨梅、大蒜、韭菜、芥菜、辣椒、胡椒、生姜、花椒、肉桂、茴香、丁香、白酒等，禁止吸烟。阳虚肾亏证重者，少食或忌食鸭肉、鸭蛋、兔肉、阿胶、酸牛奶、甲鱼、螃蟹、田螺、蚬肉、柿子、柿饼、柚子、柑、香蕉、无花果、西瓜、甜瓜、苦瓜、红薯、菜瓜、生藕、生萝卜、丝瓜、冬瓜、金针菇、紫菜等。

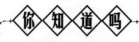

饮食只能作为防治颈椎病的一种辅助手段，不能作为主要疗法。如果自己的颈肩感到不适，应去医院检查。

你知道吗

颈椎病的食疗方：山丹桃仁粥

去子山楂 30 克，丹参 15 克，去皮桃仁 6 克，大米 50 克。诸味洗净，丹参先煮，去渣取汁，将山楂、桃仁、大米放入丹参汁中，加水适量，武火煮沸，改为文火熬成粥。分 1～2 次食之。适用于气滞血瘀型颈椎病患者。

动一动，赶走颈椎病

1. 颈椎病患者运动时的注意事项

颈椎病患者运动时应注意下列事项。

（1）慢。运动时动作尽可能缓慢，以防止发生头晕、头痛等症状。

（2）松。运动时，颈部肌肉一定要放松，尽量不用力，使肌肉各关节得到舒展，促进气血流通，加快康复。

（3）静。颈椎病患者在进行运动时应排除杂念，专心锻炼，怡然自得，对身心健康会起到良好的调节作用。

（4）恒。锻炼要持之以恒，每天 3 次，每次应量力而行。练习后做一些自我保健按摩，如点按风池、大椎、肩井穴，必能取得更好的效果。

专家提示

颈椎病患者应根据自身疾病特点和具体情况选择最适合自己的运动，设计自己的治疗方案。此外，还应经常了解自己锻炼的情况和反应，定期对自己的症状进行评定，定期进行复查。

2. 适宜颈椎病患者的运动方式

颈椎病是一种常见病，患者由于自身的特殊性在选择运动方法时应特别注意。哪些运动方式适合颈椎病患者呢？

（1）体操。颈椎病患者可做体疗师或临床医师制定的体操，既简单轻松，又能起到治疗效果。

（2）拳术。颈椎病患者最适合练太极拳，特别是神经根型及椎动脉型颈椎病患者最适合练。

（3）扩胸操、哑铃操。脊髓型的卧床患者为了防止肌肉的进一步萎缩及增加心脏搏出量，可以做一些扩胸操和哑铃操。

（4）适合手部功能锻炼的方式。根据病情选用橡皮握力器、核桃、石球等锻炼手部功能，主要适用于全身状况良好仅手部肌肉萎缩者，或全身瘫痪仅存手部功能的患者。

（5）可锻炼脊柱及颈椎的运动方式。腰背部以增强椎旁肌为主。颈部不宜做剧烈运动，以一般的伸屈侧向活动为主；病情较重者以按摩为主。

专家提示

颈椎病患者在进行运动时，运动量要由小到大，动作和内容要求由易到难，使全身能逐步适应；随着病情的好转，不断加大运动负荷和动作难度，以增强身体的适应能力，使机体功能得到更大程度的改善。

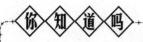

适合颈椎病患者的颈椎运动

运动前准备姿势：双脚分开与肩同宽，两手臂放在身体两侧，指尖垂直向下（坐时两手掌放在两大腿上，掌心向下），两眼平视前方，全身放松。

运动方法：抬头缓慢向上看天，要尽可能把头颈伸长到最大限度，并将胸腹一起向上伸（不能单纯做成抬头运动）；将伸长的颈慢慢向前、向下运动，好似公鸡啼叫时的姿势；再缓慢向后、向上缩颈，恢复到准备姿势。

运动的注意事项：每做一次连续运动约需 1 分钟；向上伸颈和向后缩颈都要挺胸收腹；结合每人不同情况每天可做数遍，每遍可做数次。

3. 适合颈椎病患者的保健操

积极运动、经常活动颈部是防治颈椎病的有效措施之一。这里特别介绍六招颈椎保健操，颈椎病患者平时不妨多练习一下。

（1）前俯后仰。准备姿势为自然站立，双目平视，双脚略分开，与两肩平行。先双手叉腰，抬头后仰，同时吸气，双眼望天，停留片刻；然后缓慢向前胸部位低头，同时呼气，双眼看地。做此动作时，要闭口，使下颌尽量紧贴前胸，停留片刻后，再上下反复做四次。

（2）左右摆动。准备姿势为自然站立，双目平视，双脚略分开，与两肩平行。头部缓缓向左肩倾斜，使左耳贴近左肩，停留片刻后，头部返回中位；然后再向右肩倾斜，同样右耳要贴近右肩，停留片刻后，再回到中位。这样左右摆动反复做四次，在头部摆动时须吸气，回到中位时慢慢呼气。做操时双肩、颈部要尽量放松，动作以慢而稳为佳。

（3）左右旋转。准备姿势为自然站立，双目平视，双脚略分开，与肩平行。先将头部缓慢转向左侧，同时吸气于胸，让右侧颈部伸直后，停留片刻；再缓慢转向右侧，同时呼气，让左边颈部伸直后，停留片刻。这样反复交替做四次。

（4）举臂转身。准备姿势为自然站立，双目平视，双脚略分开，与肩同宽，双手自然下垂。做动作时先举右臂，手掌向下，抬头目视手心，身体慢慢转向左侧，停留片刻。在转身时，要注意用脚跟转动45°，身体重心向前倾，然后身体再转向右后侧，旋转时要慢慢吸气，回转时慢慢呼气，整个动作要缓慢、协调。转动颈、腰部时，要尽量转到不能转为止。停留片刻，回到自然式后，再换左臂。而换左臂时，放下的手要沿耳根慢慢压下，换好手臂后同样再做，来回反复做两次。

（5）提肩缩颈。准备姿势为自然站立，双目平视，双脚略分开，与肩平行，双手自然下垂。双肩慢慢提起，颈部尽量往下缩，停留片刻后，双肩慢慢放松地放下，头颈自然伸出，还原自然；然后再将双肩用力往下沉，头颈部向上拔伸，停留片刻后，双肩放松，并自然呼气。注意在缩伸颈的同时要慢慢吸气，停留时要憋气，松肩时要尽量使肩、颈部放松。回到自然式后，再反复做四次。

（6）波浪屈伸。准备姿势为自然站立，双目平视，双腿略分开，与肩平行，双手自然下垂。下颌往下前方波浪式屈伸，尽量贴近前胸，双肩扛起，下颌慢慢屈起，胸部前挺，双肩往后上下慢慢运动。下颌屈伸时要慢慢吸气，抬头还原时慢慢呼气，双肩放松，做两次停留片刻；然后再倒过来做下颌伸屈运动，由上往下时吸气，还原时呼气，做两次，正反各练两次。

专家提示

颈椎病患者在做这套体操时动作宜轻松、舒展，以不感到头晕为宜。

心态平和，消除病痛

1. 颈椎病患者减轻心理负担的方法

许多颈椎病患者常因自身的疾病而背负沉重的压力，这时，作为颈椎病患者的家人或主治医生应积极帮助他们减轻心理负担。

（1）树立战胜疾病的信心。例如医生可给患者讲解有关颈椎病的医学知识，使其配合医护人员的治疗，这样既可增强患者对治疗的信心，又可使患者保持自信乐观的态度。

（2）用积极的心理暗示。研究表明，积极的心理暗示疗法可有效地改善由颈椎病引起的心慌、胸闷、腹胀、头痛、多汗、肢体麻木等症状。

（3）战胜恐惧。颈椎病中只有脊髓型颈椎病可引起瘫痪，但不是每个患者都会发生，只要治疗得当，也可避免，或经治疗可好转。因此，要让患者多了解颈椎病的专业知识，以消除恐惧心理。

（4）消除急躁情绪。颈椎病是慢性病，病程可能很长，因此在治疗上需要一个相当长的时间，方可显出疗效。过分急躁，只会影响疗效。

专家提示

颈椎病晚期患者或手术失败的人容易悲观厌世，为此，必须加强引导，使患者多接触社会，培养多方面的兴趣，从而在精神上获得慰藉，这些都有利于病情的稳定和患者的康复。

2. 颈椎病患者的心理调治

防治颈椎病，心理疗法不应被忽视。那么，颈椎病患者应该怎样进行心理调治呢？

（1）放宽心胸。凡事不必斤斤计较，宜宽厚为怀，养成以乐观的情绪去观察事物的习惯。时常保持心境开朗，心胸开阔，宽宏大度，意志坚强，精神上当强者和富有者，心情便会愉快。

（2）培养广泛的兴趣。培养各种兴趣和爱好，如阅读、听音乐、栽花种草，如琴、棋、书、画、旅游等；坚持锻炼身体，陶冶情操，使生活充满乐趣。生活中总有欢乐和失意的时候，只有那些能主动去寻找生活乐趣的人，才能够真正地享受生活。

（3）积极与人交往。在人际交往中，我们既可以得到别人的帮助、安慰和理解，也可以找到自我内心的平静。尽可能地扩展自己的生活领域，参加一切有益的社会活动，与各方面的人员接触、结交朋友，不能过封闭式的生活。相反，越是不愿与人来往的人，越会感到孤独。

（4）面对现实。对于疾病，即使确有残疾，也要承认客观事实，正确、冷静地对待，不回避，对生活前景和命运充满希望，要有积极向上的乐观态度，树立战胜疾病的信心与决心，从而激发出顽强拼搏、战胜病魔的斗志，永不丧失信心。

（5）不要悲观。颈椎病症状较重或反复发作的患者，如脊髓型颈椎病发展下去会引起瘫痪，但也不是每个患者都会发生，只要治疗得当，也可避免，或经治疗可好转，甚至有的可以完全治愈。应学习和掌握有关专业知识，了解其发病规律，积极配合治疗，以消除悲观恐惧的心理。如果整日悲观，精神负担沉重，则对病情有害无益。

（6）多做适当运动。只有在间歇期和慢性期做适当的运动，才有助于恢复健康。

专家提示

颈椎病患者常对自己或周围事物保持负向的看法，而这种情形常是不自觉的。因此，家人和护理人员应帮助患者回顾自己的优点、长处及事情的有利方向，加强正向思考，减少负向评价，增强自信心，建立积极向上的人生观。

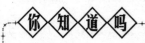

放风筝可防治颈椎病

放风筝时，挺胸抬头，翘首举目，左顾右盼，因此，经常放风筝能增加颈椎周围肌纤维的体积，保持韧带的弹性和椎关节的灵活性，增强颈椎、脊椎的代偿能力，既不损伤椎体，又可预防椎骨和韧带的退化。此外，放风筝还是一项综合性体育活动，在大自然中放风筝就是日光浴、空气浴，这样可以促进新陈代谢，延缓组织、器官的老化，不单是颈椎病，其他一些老年病也会大为减少。

颈椎病的中医治疗

1. 可治疗颈椎病的中成药

下面这几种中成药对治疗颈椎病很有效果，患者可以在医生指导下吃一些。

（1）天麻丸。每次5丸（粒），每日2～3次。此药可祛风除湿，舒筋活络，活血止痛。适用于风寒湿型颈椎病。孕妇慎用。

（2）疏风定痛丸。每次1丸，每日2次。此药具有祛风散寒、活血止痛的功效。适用于风寒湿型颈椎病、气滞血瘀型颈椎病。孕妇慎用。

（3）骨刺丸。每次 1 丸，每日 2 次。此药具有祛风散寒、活血通络、除湿止痛的功效。适用于风寒湿型颈椎病，并可用于骨质增生症。孕妇慎用。

（4）小活络丹。每次 1 丸，每日 2 次。此药具有驱寒散结、活血通络的功效。适用于风寒湿型、气滞血瘀型、痰湿阻络型颈椎病。孕妇慎用。

（5）大活络丹。每次 1 丸，每日 2 次，并可用热黄酒送服。具有理气祛风、舒筋活络的功效。适用于风寒湿型、气滞血瘀型、痰湿阻络型、肝肾不足以及气血亏虚型颈椎病。此外，由颈椎病或其他病证所致瘫痪者，也可使用。但孕妇忌服。

（6）颈复康散（商品名颈复康冲剂）。每次 1～2 包，每日 2 次，温开水冲服。此药具有活血通络、散风止痛的功效。适用于诸型颈椎病所致的眩晕、颈项僵硬，以及肩背酸痛、上肢麻木者。孕妇忌服。此外，消化性溃疡、肾性高血压患者慎用，感冒、发热、鼻炎、咽痛等患者暂停服用。

（7）太极通天液。每次 10 毫升，每日 3 次，15 日为 1 个疗程。可起到活血化瘀、通脉活络、疏风止痛的作用。适用于诸型颈椎病所致的颈项疼痛、头痛等。孕妇与出血性脑病者忌服。若用于预防，则每次 10 毫升，每日 1 次。

（8）颈痛灵液。每次 10 毫升，每日服 2 次。此药可滋补肝肾，益气养血，温通经脉，活络止痛。适用于诸型颈椎病，尤以肝肾不足型、气血亏虚型颈椎病为佳。对于各型颈椎病所致的疼痛、麻木、眩晕、颈项僵硬等均有效。此外，对风湿性关节炎、骨质增生以及神经痛等也有一定功效。

（9）健步虎潜丸。每次1丸，每日2次，并可以热黄酒为引。此药可补气养血，强筋壮骨。适用于气血亏虚型颈椎病，可用于筋骨痿软、步履维艰者。

（10）抗骨质增生丸。每次1丸，每日2次。此药可补肾强筋、活血利气、通络止痛。适用于诸型颈椎病，并可用于骨质增生。

（11）仙灵骨葆胶囊。每次3粒，每日2次，4～6周为1个疗程。此药可温肾壮阳，接骨续筋，强身健骨。适用于诸型颈椎病，对肝肾不足型颈椎病疗效尤佳，并可用于骨质疏松症等。用于预防，则每次1～2粒，每日1～2次。

（12）壮骨关节丸。每次1丸，每日2次，30日为1个疗程。此药具有补益肝肾、养血活血、祛风通络的功效。适用于诸型颈椎病，对于肝肾不足型颈椎病尤宜，此外，可用于骨质增生、腰肌劳损等症。

专家提示

不管是中成药还是西药，颈椎病患者在服用时都应听从医生的指导，自己不能盲目地吃药，尤其是孕妇。

2. 适合颈椎病患者的按摩方法

按摩有舒筋通络、活血散瘀、消肿止痛、滑利关节、整复错缝等作用，按摩对颈椎病患者而言，有很好的治疗作用。颈椎病患者的具体按摩方法如下所述。

患者一般取坐位，颈肩部放松。

（1）浴面。双手相对搓热，然后用搓热的两手掌摩擦两侧面部，先上下擦，再环转擦，各几十次，至面部发热为止。

（2）开慧眼。两手拇指在印堂穴处向上推抹 3～5 次。

（3）推太阳穴。两手中指按在太阳穴处上下推 5～20 次。

（4）鸣天鼓和叩齿。双臂向上屈肘，双手掌紧按两耳，手指按在头枕部风府穴，两手食指抬高压在中指上，然后两手食指用力弹下，用其指尖敲振头枕骨如擂鼓状，耳内闻声如雷鸣，如此 15～20 次；接着将手掌移开片刻，再按紧两耳，同时张合口，叩齿 9 次。

（5）按揉风池穴。两手拇指分别按在同侧风池穴上，其他四指贴附在头部两侧；拇指用由轻到重的力量按揉风池穴 20 次。

（6）拿肩井穴。一手拇指在肩前，食指、中指在肩后，捏对侧肩井穴，使之产生明显酸胀感。两侧交替做，捏拿几次即可。

（7）擦颈。用双手掌擦颈部两侧，注意要用手指的掌面先快速向前擦动，再用力缓慢向前擦动，往返擦动几十次，至皮肤发热潮红为止。

（8）揉按命门穴。一手或双手中指按压腰背部命门穴，使之产生酸胀感，再揉按几十次。

（9）揉按肾俞穴。一手中指按压腰背部同侧肾俞穴，使之有酸胀感，再揉几十次。再换手按另一侧穴位，方法如前述。

（10）擦抚丹田。意守丹田，双手掌重叠擦抚丹田穴，由上至下重复3遍。

（11）按压锁胸乳突肌。用双掌小指侧面从风池穴起，上下按压锁胸乳突肌20～30次。

（12）捏颈旁肌群。用大拇指和四指从发际处开始捏按颈旁肌群，并缓慢向下按捏至肩部，反复30次。

（13）按揉棘后韧带。用大拇指第一节掌面从颈后正中发际处开始缓慢按揉，轻微用力，如螺旋形向下移动，反复30次。

（14）按压颈椎旁。除大拇指外，其他四指在颈椎旁上下按压30次。

（15）按摩理筋解痉。以右手掌置于颈项部，有节奏地左右、上下推摩1分钟，然后以左手掌推摩1分钟。左、右手交替推摩，直至颈项部皮肤产生热感为止。

（16）旋颈滑利关节。头颅先向左慢转10下，再向右转10下，幅度渐加大。

（17）夹提颈肌。双手十指交叉，用手掌根部向后夹提颈肌2分钟，然后用手做按摩动作，按颈、肩、手臂到手部的顺序，反复按摩30次以上。

（18）自我点穴。用拇指点压、拔患侧的合谷穴、阳地穴以及曲池、风池等穴位1分钟；用拇指、食指和中指点、拔患侧少海穴1分钟，或以食指、中指、无名指点、压患侧肩井穴 1 分钟；以中指或拇指轻轻点、压患侧缺盆穴 1～2 分钟；或以双手拇指点、拔双风池穴 1～2 分钟；或以中指点、压患侧完骨穴 1～2 分钟。

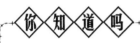

按摩对神经根型颈椎病的效果较为明显，对椎动脉型和交感神经型也有一定的疗效。但脊髓型颈椎病患者应慎用按摩疗法。

你 知 道 吗

颈椎病的足底按摩法

颈椎病患者宜进行足底按摩，颈椎在足部的反射区是双足拇指指腹根部横纹处，双足外侧第五趾骨中部（足外侧最突出点中部）。颈部肌肉反射区是双足底脚趾后方的 2 厘米宽区域。足底按摩的方法是用拇指指腹，也可用第二指或第三指的关节，以数毫米幅度移动。力度最初较轻，渐渐增强，以稍有痛感为宜，按摩时间可自选。最好是每天早晚各一次，每次 10～30 分钟，坚持两周以后，对一般颈椎病患者即可出现较好的效果。

第 3 章

威胁老人健康的顽疾——肩周炎

肩周炎，全称为肩关节周围炎，又称五十肩、冻结肩、肩凝症、漏肩风，是以肩关节疼痛为主要症状的中老年常见疾病。如果肩周炎得不到有效的治疗，就可能严重影响肩关节的活动功能，妨碍患者的日常生活。

健康测试

你得肩周炎了吗

肩周炎是中老年人的常见病、多发病，50 岁左右的女性最易得肩周炎。那么，怎样才能知道自己得了肩周炎呢？

如果你已年过 40，肩部出现疼痛难忍，特别是夜间疼痛加剧的症状，睡觉时还需特定卧位，翻身困难，影响入睡；

如果你的肩关节活动受限，不能做梳头、洗脸、洗澡、端碗、用筷以及穿衣提裤等动作，严重影响自己的日常生活；

肩痛日久后，有时还会出现患肢肌肉萎缩，患肩比健肩略高耸、短窄，肩周有压痛点，局部肌肉粗、钝、变硬，肩关节活动范围明显受限，甚至不能活动的情况。

如果你有上述 3 条中的 1 条，那么，就说明你已患上了肩周炎，应及时到医院检查治疗，不可耽误。

全面了解肩周炎

1. 肩周炎的显著症状

肩周炎是老年人极易发生的疾病，而且女性多于男性。肩周炎的显著症状包括下面这几点。

（1）疼痛。肩周炎初期为轻度肩部酸楚、冷痛、酸痛，可持续痛，或阵发性痛，部位局限于肩峰下，多数为慢性发作，以后逐渐加重，剧痛或钝痛，或刀割样痛，且呈持续性，部位发展成整个肩关节周围，严重者，稍一触碰或活动不慎或牵拉时即疼痛难忍，常可引起撕裂样剧痛。肩痛昼轻夜重为本病的一大特点，夜间疼痛较重，或夜不成眠，或半夜痛醒，不敢卧向患侧。疼痛多遇热减轻，气候变化或劳累后，常使疼痛加重。疼痛可向颈部、肩胛部、三角肌、上臂或前臂外侧扩散。

（2）活动受限。这是肩周炎的典型症状，肩关节开始不敢活动，逐渐向各方向的活动均受限，如外展、上举、后伸、外旋、内旋等活动受限。随着病情进展，肩关节各方向的主动和被动活动均受限，表现为手不能插口袋、扎腰带，不能梳头、摸背、穿衣、洗脸等。严重时肘关节功能也可受影响，屈肘时手不能摸到同侧肩部，尤其在手臂后伸时不能完成屈肘动作，当肩关节外展时出现典型的"扛肩"现象。

（3）怕冷。肩周炎患者肩部怕冷，不少患者终年用棉垫包肩，即使在暑天，肩部也不敢吹风。

（4）压痛。多数患者在肩关节周围可触到明显的压痛点，压痛点多在喙突、肩峰下、大结节、小结节、结节间沟、三角肌处，而在冈下窝、肩胛骨外缘（小圆肌起点）、冈上窝可触及硬性索条，并有明显压痛。明显压痛点尤以肱二头肌长头腱沟为甚，冈下窝压痛可放射到上臂内侧及前臂背侧，少数患者呈肩周软组织广泛性压痛，无压痛点者少见。

（5）肌肉痉挛与萎缩。三角肌、冈上肌等肩周围肌肉早期可出现痉挛，肩周炎晚期因患者惧怕疼痛，患肩长期活动减少，肩部肌肉会发生不同程度的非失用性萎缩，特别是肩外侧的三角肌萎缩，出现肩峰突起、上举不便、反弯不利等典型症状，此时疼痛症状反而减轻。

专家提示

部分肩周炎患者可能会出现心烦、失眠、心悸、眩晕、饮食不节、或冷或热等症状。如果自己有上述症状，要想到可能患了肩周炎。

2. 肩周炎的分期、分类、分型

肩周炎的整个病程可分为三期，即冻结期、稳定期、解冻期。了解肩周炎发病的过程，对防治肩周炎具有重要的作用。这三期分别简述如下。

（1）冻结期。又被称为肩周炎的急性发病阶段，是由炎症、疼痛而引起反射性肌肉痉挛等为主的病理变化，但没有软组织粘连等不可逆转的病理转变。临床表现以疼痛和肩关节的功能障碍为主要特征，是肩周炎的初期阶段。

（2）稳定期。这是肩周炎从急性转变到慢性的发病阶段，这时肩疼痛的症状减轻。由于关节周围软组织在炎症反应后发生挛缩、增生、肥厚和粘连等，严重限制了肩关节活动，所以此期为软组织发生器质性病理改变的阶段。

（3）解冻期。炎症过程自行消退，病理停止发展，所有的症状得到缓解，如果能坚持锻炼，功能可逐渐得到恢复，否则功能往往不会自行恢复。

肩周炎按不同的发病部位及病理变化可分为下面四类。

（1）肩周滑囊病变。包括滑囊的渗出性炎症、粘连、闭塞及钙质沉积等病理变化，可累及肩峰下滑囊或三角肌下滑囊、喙突表面的滑囊等。

（2）盂肱关节腔病变。这一病变多发生于"冻结肩或继发性粘连性关节挛缩症"，早期均可有腔内的纤维素样渗出，晚期出现关节腔粘连、容量缩小。

（3）肌腱、腱鞘的退化性病变。如肱二头肌长头肌腱及腱鞘炎、冈上肌腱炎（疼痛弧综合征）、钙化性肌腱炎、肩袖断裂及部分断裂、撞击综合征等。

（4）其他肩周围病变。如喙突炎、肩纤维组织炎、肩胛上神经卡压征、肩锁关节病变等。

不同的肩周炎患者临床表现也不尽相同，病情有轻重之分。根据患者的病情，可将肩周炎分为三型。

（1）轻型。肩部酸痛，夜间不影响睡眠，肩关节功能活动轻度受限，前屈后伸正常。

（2）中型。肩部疼痛较重，可影响夜间睡眠，个别体位可引起剧烈疼痛，肩关节功能活动中度受限。

（3）重型。肩部疼痛严重，夜间影响睡眠，多个体位均可引起剧烈疼痛，活动受限，影响日常生活和工作。

专家提示

肩周炎的整个发病机制中有三个特点：一是关节囊周围

的软组织最终都要受到侵犯；二是病变的发展不一致，不是所有的组织都具有同等的病理变化；三是病理变化的进行是可逆转的。

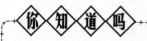

引起肩痛的疾病有哪些

　　如果肩痛，并不一定就是肩周炎。下面这几种疾病也可引起肩痛：颈椎病、胆囊炎、胆石症、心绞痛、心肌梗死、肺尖癌等。当颈椎发生增生等退行性病变，增生骨刺压迫颈部神经时，也可引起肩痛，但这种肩痛多伴有颈部的不适及头昏眩晕等症状。

3. 肩周炎的诱发因素

　　防治肩周炎时，要根据其诱发因素区别对待。因此，要防治肩周炎，应先熟悉肩周炎的各种诱发因素。肩周炎的诱发因素主要包括下面这几种。

　　（1）很少活动肩关节。肩关节的活动减少，尤其是上肢长期靠在身旁，垂于体侧，被认为是肩周炎最主要的诱发因素。一般在外伤或手术以后，肩关节活动锐减，肩周炎发生率较高。外伤后不适当制动时间长，也可造成肩周炎，而且有时甚至因为前臂、腕部骨折后用颈腕吊带悬吊而减少了肩关节的活动，也可造成肩周炎。此外，心脏手术也可引起同侧肩关节的肩周炎。这种手术以后引发的肩周炎，可能与术后疼痛、肩部活动减少有关。

（2）肩关节内在病变。肩关节本身发生病变，尤其是局部软组织发生退行性改变，由于疼痛限制肩关节运动，造成肩周炎。导致肩周炎最常见的软组织退行性疾病是肌腱炎和腱鞘炎，其次是撞击综合征和肩峰下损害。此外，肩部的损伤有时即使是微小的损伤，也极有可能成为肩周炎的起因。

（3）颈椎疾患。专家研究认为颈椎病患者发生肩周炎的可能性极大，而且肩周炎患者也常伴有同侧颈椎侧屈和旋转功能的明显下降。另外，心脏病、肺结核、膈下疾病等，也可不同程度地引起肩周炎的发生。

（4）内分泌系统疾病。糖尿病、甲状腺功能亢进或甲状腺功能减退等内分泌系统疾病也与肩周炎关系密切，尤其是糖尿病患者，合并肩周炎的发生率可达 10％～20％。因此，内分泌功能紊乱也可能是肩周炎的诱发因素之一。

（5）神经系统疾病。调查显示，偏瘫、神经麻痹等神经系统疾病的患者，其肩周炎发生率也较高。这可能与肌肉力量降低、运动量减少有关，如帕金森病患者肩周炎的发生率高达 12.7％，高发的原因明显与运动减少有关。

（6）姿势不当。肩周炎多发生于手工作业、伏案久坐等职业人群，而且过度胸椎后突（驼背）的患者易患肩周炎。这可能是由于长期的不良姿势或姿势失调造成了肩胛骨的倾斜，肩峰和肱骨也因不正常的应力而发生位置改变，逐渐形成肩袖损伤，可能导致肩周炎。

专家提示

寒冷也是肩周炎的诱因之一，如果睡在潮湿、受风冒雨的地方，或睡卧时露肩、肩部受凉等，均可引发肩周炎。

4. 易得肩周炎的人群

调查显示，患肩周炎的人群多是肩臂活动多，但并不消耗体力的非体力劳动者，例如厨师、教师、作家、画家、会计、司机和某些办公室工作人员等。这些患者虽非体力劳动者，但所从事的工作均需要频繁活动肩臂或肩臂必须长时间固定于某一种姿势，尤其是这种姿势大部分是上臂轻度外展、内旋位。例如厨师使用刀、铲、勺的活动即属此类。会计打算盘、使用计算器或计算机的姿势，司机把握方向盘的姿势，均易使肩周有发炎性反应，使之充血、渗出及肉芽组织增生。

进入中年以后，尤其是 50 岁左右时，蜕变到一定程度，组织再生和修复能力下降，内分泌功能紊乱、新陈代谢减退及其他诱因等均可导致炎性灶迅速粘连、纤维化甚至钙化，最终导致肩周各关节活动受限和剧烈疼痛。

专家提示

肩周炎的发生、发展和季节有一定的关系。例如夏季就是肩周炎的高发时期。这是因夏季人们贪凉而不注意保暖造成的。

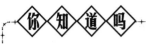

肩周炎患者为什么夜间疼痛会加剧呢

肩周炎的疼痛，一方面是由无菌性炎症的充血和水肿压迫及牵拉末梢神经引起的；另一方面是由于炎症的刺激、充血、血流瘀滞等，使局部炎性产物积聚滞留，这些物质本身即有较强的刺激痛觉神经的效应。此外，这些炎性产物能直接作用于小血管平滑肌，引起小血管扩张充血，使肿胀和瘀滞加重，并且刺激血管壁，使血管壁通透性升高，血浆和白细胞渗出增加，使炎症泛发。夜晚休息时，骨骼肌处于静息状态，其中小血管平滑肌紧张性较高，血流阻力较大，血流量较白天更少。当病变的肩关节炎症区供血量减少时，炎症的代谢产物不能被迅速运走和稀释、分解，在局部集聚浓度越高，对痛觉神经的刺激也越强。同时，由于这些代谢产物的浓度增高，使局部肿胀瘀滞越严重，牵拉压迫也越强烈，所以夜晚时，病变区疼痛会加重。

预防肩周炎有学问

1. 预防肩周炎的综合措施

预防肩周炎，可采取下列综合措施。

（1）肩部不可过度疲劳。过度疲劳易导致肩部软组织的慢性疲劳和损伤。

（2）避免肩部受寒、受湿。受寒受湿是导致肩周炎发生的重要因素，尤其是夜间睡眠时，要注意肩部保暖。

（3）避免肩部外伤。有些老年人由于运动功能协调性差，稍受外力作用就会引起肩部软组织损伤甚至骨折，所以患者一定要注意这一点。

（4）避免长期制动。因各种原因所致的肩部长期不活动，均可造成肩关节软组织粘连、挛缩。

（5）保持肩关节的稳定性。增加肩部肌力练习，可减少肩周炎的发生和复发，但进行肌力练习必须遵守循序渐进、个别对待、局部和全身锻炼相结合的原则，以免引起肩部损伤。

（6）注意睡姿。睡眠姿势应避免固定一侧侧卧，致使下面的一侧受压。侧卧时注意患肩在上。

专家提示

如果年龄允许，每天可坚持做引体向上锻炼，对预防肩周炎有很大作用。也可做肩关节回旋练习，即以肩关节为中心，做划圈活动，对防治肩周炎也有很大作用。

2. 盛夏谨防肩周炎

许多老人会在炎炎盛夏时分患上肩周炎，其原因何在呢？中医学认为，肩周炎的发生，除了与身体正气不足关系密切外，主要是肩部受到风寒湿邪的侵袭。例如久居湿地、风雨露宿，以致风寒湿邪侵袭血脉筋肉，在脉则血凝而不流，脉络拘急而疼痛；寒湿之邪侵淫筋肉则屈而不伸，痿而不用，从而发生了肩周炎。而且患肩周炎的患者局部特别怕风，中医也称"漏肩风"。从临床表现来看也颇为形象，例如，某些患者虽在炎炎夏日，仍然感到肩部冰冷，不得已还得穿上棉坎肩保护肩部，使之不至于受风。

夏日炎炎，酷暑难熬。有些老人爱冲凉水澡，肩膀常受寒冷的刺激；夏天纳凉，许多人喜欢久坐于林荫道、屋檐下，或湿地，或淋雨，或夜晚露宿，只图凉爽，而遭受风寒湿邪侵袭；如果夏季老人晚间睡觉不注意，肩膀裸露在外，再加上电扇、空调等冷气较长时间吹拂，易使肩部着凉。这些，都是夏季诱发肩周炎的原因。因此，夏季老人应特别注意保暖，避免风寒，以防肩周炎的发生。

专家提示

如果家中有患肩周炎的老人，家人应协助患者穿衣、梳头、系腰带等，要关心、体贴患者，帮助患者解决生活中的困难。

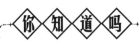

中医是怎样将肩周炎分型的

中医将肩周炎分为三型。

（1）风寒湿型：肩部疼痛，遇风寒痛增，得温痛缓，畏风恶寒，或肩部有沉重感。舌质淡，苔薄白而腻，脉弦滑或弦紧。

（2）瘀滞型：肩部肿胀，疼痛拒按，以夜间为甚。舌质暗或有瘀斑，苔白或薄黄，脉弦或细涩。

（3）气血两虚型：肩部酸痛，劳累后疼痛加重，伴头晕目眩，气短懒言，心悸失眠，四肢乏力。舌质淡，苔少或白，脉细弱或沉。

掌握肩周炎的治疗方法

1. 治疗肩周炎的方法

治疗肩周炎的方法很多，如物理康复疗法、推拿按摩疗法、体育运动疗法、传统经验疗法、针灸拔罐疗法、针刺疗法、小针刀疗法、封闭疗法、神经阻滞疗法、穴位注射疗法、中医中药疗法、西医西药疗法等。在治疗时，可选择适合的治疗方法，也可综合运用这些治疗方法，尽快减轻肩周炎患者的病痛。

事实上，肩周炎除极少数之外，大都是可以自愈的。若治疗得当，完全可以在冻结期或稳定期的开始阶段使病程停止发展而得到治愈。肩周炎的治疗最主要的是坚持自我锻炼与按摩，同时可辅以药物及理疗和局部封闭疗法。

肩关节的活动练习是治疗中必不可少的部分，尤其对于肩关节活动有障碍者，在发病之初就应积极进行。理疗或离子导入法均可改善血运，消除肌肉痉挛，防止粘连，并有一定的止痛作用。在早期或疼痛较重时，患者可服用消炎镇痛药物，如双氯芬酸、布洛芬、萘普生等，或舒筋活血药物，如强天麻杜仲丸、大活络丹等，也可外用止痛喷雾剂、红花油等。如果有明显的局限性压痛点，尤其对于关节间沟处局限性压痛的患者可以采取局部封闭，用药为 2％利多卡因 2 毫升，加泼尼松龙 0.5 毫升。局部封闭疗法可以消除炎症，避免粘连，对于肩周炎的康复很有帮助。麻醉下手法推拿对肩关节僵硬的治疗并非必须，在疼痛已经消失而运动没有恢复的病例中可应用，但手法必须轻柔。

专家提示

不管治愈或自愈，肩周炎患者痊愈后也有可能再复发。经过治疗，效果最好的肩关节活动可达到正常或接近正常，疗效最差的个别患者可能完全强直，而未经治疗的自愈者活动性较差。

2. 适合治疗肩周炎的西药

下面介绍几种治疗肩周炎的常用西药。

（1）非甾体抗炎药。

这类药可在中药治疗基础上作为辅助治疗，在关节剧痛的情况下，可小量应用，以缓解疼痛，缓解后即停用。

阿司匹林：每日 3～6 克，分 3～4 次口服；或水杨酸钠每日 6～8 克，分 3～4 次口服。水杨酸钠类具有止痛、退热、消炎、抗过敏的作用。该药服后可有胃肠道刺激症状或胃出血，应注意观察，有出血倾向可用维生素 K 防治。阿司匹林不与碱性药物如氨茶碱、碳酸氢钠、布洛芬等非甾体抗炎药合用，因联用会降低疗效。

吲哚美辛：每次 25 毫克，每日 2～3 次，饭时或饭后服，以减少对消化道的刺激。通过抑制体内前列腺素的合成而产生抗炎、退热、镇静的作用，镇痛效应可持续 5～6 小时。它也有抗血小板聚集、防止血栓形成的作用。若有头痛、头晕现象，或减量或停药；若未见副作用，可增至每日 125～250 毫克。溃疡病患者禁用或慎用。

吡罗昔康（炎痛喜康）：口服，每次 20 毫克，每日 1 次，饭后服，具有消炎、镇静作用。其机制与抑制前列腺素的合成有关，疗效显著，迅速而持久，优于吲哚美辛、布洛芬、萘普生，为目前较好的长效抗风湿药，特点是服用量小，用次少，长期用耐受性好，无蓄积作用，副作用小，不良反应比阿司匹林、吲哚美辛为轻，但仍可引起溃疡病出血，故溃疡病患者、哺乳期女性及儿童禁用，同时若长期服用应注意血常规和肝、肾功能。

非普拉宗（戊烯松）：口服，每次 0.1～0.2 克，每日 2～3 次，对前列腺素的生成有较强的抑制作用，为吡唑酮类中较好的镇痛消炎药。

萘普生：口服，每次 0.25～0.5 克，每日 2 次（早晚各 1 次），为一种高效低毒性消炎、镇痛、解热药，镇痛、解热作用分别为阿司匹林的 7 倍和 22 倍。

布洛芬：口服，每次 0.2 克，每日 3 次，饭时服用，其消炎、镇痛、解热效果与阿司匹林相近，其消炎作用能使关节肿胀、疼痛及晨起关节强直症状减轻。对血常规和肾功能无影响。消化道溃疡病及有溃疡史者慎用。

苯丙氨酯（强筋松）：口服，每次 0.2～0.4 克，每日 3 次，为中枢性骨骼肌松弛剂，具有镇静、抗炎、解热、镇痛作用。偶有嗜睡、头痛、乏力等，不需停药。

非普拉宗：每日 200 毫克，分 2～3 次口服，维持量每日 100～200 毫克，具有消炎、解热、镇痛作用，其化学结构中引入了有抗溃疡作用的基戊烯基，使之既有消炎镇痛作用，又减轻了副作用，避免同类药物对胃黏膜的不良刺激作用，但肾功能不全者慎用，肝功能不全及出血性疾病者禁用。

（2）肾上腺皮质激素。

此类药物能抑制变态反应，控制炎症发展，减少炎症渗出，但一般尽量不用。这类药如泼尼松，每日 10～20 毫克，分 2～3 次服；或地塞米松，每日 1.5 毫克，分 2 次服。

（3）麻醉性镇痛药。

奈福泮（平痛新）：口服，每次 20～60 毫克，每日 3 次；肌内注射或缓慢静脉注射，每次 20～40 毫克，每日 3 次。此药为非成瘾性镇痛药，镇痛强度与可待因相同，有轻度解热和肌肉松弛作用，但无镇静作用。长期连续服用，对呼吸、循环系统无抑制作用。

草乌甲素：肌内注射，每次 0.3～0.6 毫克，每日 1～2

次，为乌头生物碱镇痛有效成分。

安络痛：口服，每次 1～2 粒，每日 3 次，起效较慢，一般需 3～4 天，但维持时间长。此药为野生真菌小皮伞菌，经发酵提取后制成制剂。

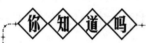

治疗肩周炎时，一定要遵从医嘱，不可私自用药。在治疗的同时，要做好监测工作，及时和自己的医生沟通。

你知道吗

谁最易得肩周炎

40 岁以上的中老年人，有慢性劳损、风湿寒邪侵袭史或外伤史的女性朋友易得肩周炎，而且左肩的发病率要高于右肩。

不可忽视肩关节的日常护理

1. 肩周炎患者日常生活注意事项

肩周炎使患者肩部功能受限，因此在日常生活中，应注意以下事项：

（1）居室环境要温暖、干燥，避免潮湿。

（2）患者要注意劳逸结合，作息规律，不宜过度劳累。

（3）不能忽视饮食营养，注意观察肩痛的时间、肩关节活动范围的大小以及与天气变化的关系，注意保暖，按温度增减衣服，防止受风着凉，防止肩部外伤、负荷超重。

（4）进行肩关节活动时，上体要保持正直，使肩关节得到最大范围的活动。患者尽量使用手进行力所能及的操作，以促进肩关节功能恢复。

（5）活动时宜循序渐进，每天有规定的活动次数，活动时动作宜缓慢，不能用力过猛，以免再度损伤，引起剧烈疼痛。

（6）对心脏病、高血压患者来说，应注意其心率、血压的变化，切忌憋气，以免血压上升。

要纠正自己的体位姿势，不妨采取下面的方法。

（1）站立姿势：使脊背贴近墙壁站立，双目平视，两臂自然下垂，双足并拢或分开。尽量保持后脑、肩胛、臀部、足跟于一条直线。

（2）坐位姿势：上身正直，两臂自然下垂，两腿并拢，髋、膝、踝关节均呈直角。

（3）卧位姿势：仰卧于硬板床上，双手置于脑后或颈下，两腿伸直并拢，肩背部垫一软枕，使身体后仰，维持30分钟左右；然后翻转俯卧，胸腹部压于枕上，维持15～30分钟。

（4）行走姿势：尽可能保持身体正直，挺胸、抬头、收腹。双臂自然摆动，行走时全脚掌落地，注意纠正脚尖向内或向外的不正确姿势。

专家提示

肩周炎患者外出时，应注意保护自己的肩部，避免受凉，尤其应注意的是冬季外出时要防止肩部冻伤，夏季避免空调冷风长时间直吹肩部。

2. 肩周炎患者日常自我护理方法

肩周炎一般不需要住院治疗，主要在家进行调养和坚持长期康复锻炼，疼痛可逐渐缓解，肩关节活动范围可恢复正常。疼痛严重者可在医生指导下服用布洛芬、吲哚美辛等；必要时可用醋酸可的松痛点封闭注射；肩周炎急性期可采用热敷、拔火罐、理疗、按摩、中药外敷等。

为保证肩关节的功能恢复，在肩周炎慢性期就应该持之以恒地进行功能锻炼。下面介绍几种行之有效的锻炼方式。

（1）钟摆状运动练习。患者患肢尽量放松、下垂，健侧手叉腰，患肢做左右摆运动 10～20 次，再沿顺时针、逆时针方向做画圈运动各 10～20 次，逐渐增加钟摆活动的范围和画圈的幅度。

（2）体操棒运动练习。手持体操棒或短竹竿、短棍棒做以下练习。

持棒平举：两手体前握棒，先向左侧平举，左臂伸直，右臂屈肘置胸前。恢复体前握棒后再向右平举，右臂伸直，左臂屈肘置胸前，重复 10～12 次。

持棒上举：双手体前握棒，先平举，后向上举，再平举，重复 10～12 次。

持棒置头后：双手体前持棒，上举过头，再屈肘将棒置于头后颈部，再上举，如此反复 8～10 次。

持棒后伸：双手体后持棒，两臂用力后伸，再放回臀部，重复 10～12 次。

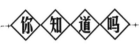

在日常生活中，你可以用下面的方法进行防治：分腿站立，未患病的一侧手扶桌子的一端，弯腰约 90°；患病一侧手握一至两公斤的重物。依次做肩关节前后摆动、左右摆动，以及顺时针、逆时针划圆摆动，摆动的幅度由小逐渐增大。活动时肩部应尽量放松，每组摆动练习可反复做 15～20 次，每天做 2～3 组。

你知道吗

不良姿势可引发肩周炎

不良姿势是引发肩周炎的一大诱因，因此，我们在日常生活中应该注意自己的姿势是不是正确。站立时的姿势：挺拔胸背，沉降肩臂，下颌内收，后方观看时，躯干左右对称。正确的坐姿：挺拔胸背，下颌内收。椅背 7°～10° 后倾，膝关节的位置比股关节稍高一些，以舒适自然为宜。

注意饮食，"挤走"肩周炎

1. 肩周炎患者的饮食原则

肩周炎患者应按下面这些原则进行饮食调理，远离病痛。

（1）食用新鲜食物。新鲜是食物营养的保证，选购时可以购买清洁卫生的蔬果、动物肝脏及鱼、肉、蛋等。

（2）不吃生冷食物及发物。忌食生冷食物，少食辛辣食物，尽可能少用油、盐等调味品，禁忌蟹、狗肉、鹅肉、竹笋等。

（3）主食要丰富多样。主食的选择范围要宽一些，粗粮、杂粮、各种谷类的维生素及纤维素含量要远远高于大米、白面。

（4）合理烹制。烹制菜肴时，尽可能选用蒸、煮或小火炖的方式，这样做有利于食物中营养素的保留。

（5）控制食量。饮食必须考虑患者的脾胃、肠道的消化功能，要控制摄入量，以每餐七分饱为宜。

专家提示

肩周炎患者可少量饮低度酒或黄酒，此外，应多吃山楂、丝瓜、油菜、西瓜子、芝麻、羊肉、猪腰、韭菜、核桃、黑芝麻、木瓜、当归等可调理气血、舒筋活络的食物。

2. 肩周炎患者常用的食疗方

在药物治疗、运动治疗的同时，再注意饮食疗法，肩周炎完全可以离你而去。下面介绍几种肩周炎患者常用的食疗方法。

（1）宽根藤瘦肉汤。宽根藤一两半、宣木瓜三钱、瘦肉二两，清水适量煮汤，调味食用，适用于肩周炎之风寒湿痹型患者。

（2）蛇肉汤。乌蛇肉、胡椒、生姜、食盐各适量，炖汤，肉汤同食，每日 2 次，具有补虚、祛风、散寒之效。适用于肩周炎晚期而体虚、风湿阻络者。

（3）桑枝鸡汤。老桑枝 60 克，老母鸡 1 只，盐少许。将桑枝切成小段，与鸡共煮至烂熟汤浓即成，加盐调味，饮汤吃肉。这款汤具有祛风湿、通经络、补气血的功效，适用于肩周炎慢性期而体虚风湿阻络者。

（4）桑寄生当归蛋茶。桑寄生 50 克，全当归 10 克，鸡蛋 1 个。鸡蛋先煮熟去壳，加入桑寄生、当归共煮，最后加入红糖适量饮用。肩周炎之气血瘀滞型或肝肾亏损型患者可常饮此茶。

（5）白芍桃仁粥。白芍 20 克，桃仁 15 克，大米 60 克。白芍先水煎取汁液约 500 毫升；再将桃仁去皮，捣烂如泥，加水研汁，去渣；用二味汁液同大米煮为稀粥，即可食用。此粥有养血化瘀、通络止痛的功效。适用于肩周炎晚期瘀血阻络者。

（6）川乌粥。生川乌头约 5 克，大米 50 克，姜汁约 10 滴，蜂蜜适量。将川乌头捣碎，研为极细粉末。先煮大米，粥快成时加入川乌末，改用小火慢煎，待熟后加入姜汁及蜂蜜，搅匀，稍煮即可。此粥具有祛散寒湿、通利关节、温经止痛的功效。适用于风湿寒侵袭所致的肩周炎。

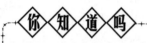

专家提示

肩周炎患者可多吃些海虾，最好隔天一次，一次 500 克白灼虾，每天再配合吃固元膏，一天 1～2 次，一次 1 大勺；当归粉每天 1～2 次，一次小半勺，有助于减轻患者的肩部疼痛。

你 知 道 吗

肩周炎患者不要吃肥腻的食物

肩周炎患者忌吃肥腻食品，如肥肉、奶油、油炸食品等。医学专家发现，肩周炎患者如果每天吃大量的高脂肪类食物，有可能出现关节强直、疼痛肿胀以及功能障碍，关节炎的症状明显加重。因此肩周炎患者不宜吃肥肉、奶油和油炸食物。

运动，远离肩周炎

1. 肩周炎患者宜进行肩部运动

对肩周炎患者而言，运动是最为有效的治疗方法。坚持正确而有效的运动可防止和解除神经粘连，舒筋活血，改善局部血液循环，防止肌肉痉挛，增强和改善肌肉的功能。肩周炎患者可经常用下面这几种运动方式来缓解和治疗自己的疾病。

（1）爬墙。面对墙壁，两足分开与肩同宽，上肢前伸，手指做爬墙动作并由低逐渐增高，使肩臂肌肉有牵拉痛感，重复 10 次。

（2）后伸压肩。背对桌面，双手扶桌，反复下蹲，重复 10 次，练习肩关节后伸功能。

（3）站立画圈。站立，双臂伸直，避免弯曲，最大限度地、缓慢地由下向上按顺时针方向画圈，重复 10 次，反复进行。

（4）拉轮练习。装一小滑轮，并在滑轮上穿一绳，绳两端各系一小木棍，用健侧手臂带动患侧手臂，上下拉动，每次 3 下。

（5）梳头动作。双手交替由前额、头顶、枕后、耳后，向前、纵向绕头一圈，类似梳头动作，重复 15～20 次，每天 3～5 遍。

（6）屈肘甩手。背部靠墙站立或仰卧于床上，上臂贴身，屈肘，以肘部作为支点进行外旋活动。

（7）旋肩。站立，双臂自然下垂，肘部伸直，患臂由前向后划圈，幅度由小到大。

（8）展翅。站立，上肢自然下垂，双臂伸直，手心向下，缓缓向上用力抬起，到最大幅度后停 10 秒钟左右，回复原位，反复进行。

专家提示

如果肩周炎患者的关节活动障碍仅为一侧，那么，可以用健康一侧上肢对患侧进行自我按摩。在自我按摩以前，一般先进行热水浴，随后可以选择一种较为适合自己的疗养体操进行锻炼，最后进行肩周炎的自我按摩。

2. 适合肩周炎患者的站立操

防治肩周炎不宜久坐，而应经常站着并做一些有利于肩部保健的动作。那么，适合肩周炎患者的站立操有哪些呢？

（1）背部靠墙站立，上臂贴身，屈肘，以肘部作为支点进行外旋活动。

（2）站立，上肢自然下垂，双臂伸直，手心向下，缓缓向上用力抬起，到最大限度处停 10 秒钟左右后回原处。

（3）自然站立，在患侧上肢内旋并后伸姿势下，健侧手拉住患侧手或腕部，逐渐向健侧并向上牵拉。

（4）站立，患肢自然下垂，肘部伸直，患臂由前向后划圈，幅度由小到大。

专家提示

肩周炎是一种常见多发病，应以预防为主。站立操每天宜做 3～5 次，每个动作做 20～40 下，这样对肩周炎能起到很好的防治效果。

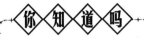

适合肩周炎患者的运动

肩周炎患者宜进行"拉毛巾"运动。取一条长毛巾，两只手各拽一头，放在身后，一手在上，一手在下，和搓澡一样先上下拉动，再横向拉动，反复进行，每次 15 分钟。刚开始活动可能受到一些限制，所以可循序渐进，动作由小到大并由慢到快，每天早、中、晚各做一次。只要持之以恒，肩周炎的症状就会得到控制和改善。

肩周炎的心理疗法

1. 肩周炎患者要有战胜疾病的信心

得了肩周炎，并不可怕，可怕的是失去战胜疾病的信心。那么，肩周炎患者应该怎样具备战胜疾病的信心呢？

（1）对疾病有正确的态度。在生命过程中运动了几十年的肩关节，哪有不"耗损"的？患了肩周炎，不怨天、不怨地，既来之，则安之。

（2）树立战胜疾病的信心。随着医学科学技术的飞速发展，现在很多疾病都可以治愈了，即使目前还有不可治愈的疾病，但也已有很多治疗方法。患有慢性肩周炎的老年人，只要有战胜疾病的信心，通过合理的治疗，就可以很快治愈。

（3）勇于和疾病作斗争。对于慢性病患者来说，勇于与疾病作斗争，有时比医生的处方还重要。任何疾病，只要采用积极、科学的治疗方法，勇于与疾病作斗争，往往就能取得良好的疗效。如果有病乱投医，迷信特效药、贵重药、滋补药、进口药，往往会耽误疾病的诊断和治疗，不仅影响患者与疾病作斗争的情绪，而且还会给患者带来很多痛苦。尽管肩周炎没有什么特效药物可治疗，但患者可依赖体育疗法及其他自然疗法。因此肩周炎患者应积极参加各种功能锻炼，以便更快治愈。

（4）保持良好的精神状态。同与其他种种慢性病作斗争一样，肩周炎患者如果没有良好的精神状态、健康的心理，往往也是很难被治愈的。家人和亲友对于疼痛和生活不便的肩周炎患者应多给予关怀和照顾；多安慰与鼓舞，这无疑会振奋患者的情绪，帮助患者树立战胜疾病的信心。一句感人肺腑的话，胜过 10 剂良药。心情愉快，心胸宽广，保持稳定的良好心态，有益于肩周炎更快被治愈。

（5）运用积极的心理暗示。某些患者听到其他人肩关节疼痛难以入睡，就会在夜里特别注意去体会病变部位的感觉，也会觉得疼痛，其实这就是受了心理暗示的影响。因此，只要我们能够科学地利用这种心理暗示，利用自身的想象力，多做"美梦"，就能"减轻"症状。

专家提示

许多肩周炎患者因为害怕疼痛而拒绝锻炼，结果只能使疼痛逐渐加重。要想好得快，就要多动，自己能干的事情尽量自己干，只有坚持进行肩关节的功能锻炼，才能避免肌肉萎缩，并尽快恢复肩膀的功能。

2. 肩周炎患者的自我心理治疗

肩周炎患者，特别是冻结肩患者，普遍存在着较大心理负担，信心不足，不能很好地配合医生的治疗。如果患者心理负担重，不能积极配合治疗，不能主动进行自我恢复功能锻炼、做康复操以及理疗，就会直接影响肩周炎的治疗和康复。

因此，肩周炎患者首先要进行自我心理治疗，尤其是肩痛较重、夜间难以入睡者，更应当树立信心，正确对待疾病，不可急躁、焦虑。情绪烦躁、焦虑会使机体对疼痛更加敏感，从而加重疼痛症状。肩周炎患者只要对该病有正确的认识，对该病的治疗充满信心，随时掌握自我病情的变化，积极进行功能锻炼，积极预防，就一定能够获得好的疗效。

专家提示

肩周炎患者本人不要娇惯自己，总把自己放在患者的位置上，过衣来伸手、饭来张口的日子。如果患者自己一动也不动，这是极为不妥的做法。因为这样会使肩膀的活动范围越来越小，肩膀得不到锻炼，就会使自己越来越痛苦。

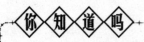

肩周炎的发生与哪些心理因素有关

抑郁、冷漠等心理因素与肩周炎的发生有一定关系。相当一部分肩周炎患者有情绪不稳及精神创伤史；或有因长期患病，社会、经济压力大而心情郁闷的情况。他们对痛觉比较敏感，也就是说，痛阈较低的人往往容易患肩周炎。

肩周炎的中药疗法

1. 治疗肩周炎常用的中成药

下列几种中成药在肩周炎的治疗中经常被使用。

（1）六味地黄丸。每次 6～9 克口服，每日 2 次，可用温开水送服，适用于肝肾阴虚型肩周炎。由于肩周炎多为内分泌紊乱、肝肾阴虚所致，故可作为各型肩周炎常规用药。

（2）金匮肾气丸。每次 1 丸（6～9 克），每日 2 次，温开水送服，适用于肾阳虚型肩周炎，以及肾阳虚型腰痛、喘症、腹痛、消渴等。

（3）小活络丸。每次 1 丸（6～9 克），每日 2 次，温开水送服。此药具有温经活络、祛风除湿、祛瘀逐瘀的作用。适用于风寒、气滞血瘀、痰湿型肩周炎。

（4）寒湿痹冲剂。每次 10～20 克，每日 2～3 次，开水冲服。此药能温阳、祛寒、逐湿，适用于寒湿型肩周炎。

（5）活血止痛散。每次 1.5～3 克，每日 2 次，温开水或黄酒送服，能活血散瘀，消肿止痛，适用于气滞血瘀型肩周炎。

（6）大活络丹。口服，每服 1 丸（3 克），每日 2 次，温开水或温黄酒送服，能舒筋活络、祛风止痛、除湿豁痰，适用于痹证，如周身关节疼痛，或伴肿胀、麻木、肢节屈伸不利以及肩周炎、卒中、胸痹等。

（7）舒筋活络丸。口服，成人每次服 1 丸，每日 2 次，温开水送服，能驱风祛湿、舒筋活络，适用于风寒、痰湿型肩周炎、骨节风痛、腰痛等。

（8）跌打丸。口服或外用。口服每次 1 丸，每日 2～3 次，白酒或白开水送服；外用以适量白酒加热溶解，外擦或敷于患处。能活血散瘀，消肿止痛。适用于血瘀型肩周炎、风湿痹痛、跌打闪挫、伤筋动骨。

（9）壮骨关节丸。口服，每次 6 克，每日 2 次，能补益肝肾，养血活血，舒筋活络，理气止痛，适用于肾虚型肩周炎、各种退行性骨关节炎、腰肌劳损等。肝功能不良或特异体质者慎用。

（10）云南白药。口服，每次 0.25～0.5 克，每日 4 次。能化瘀止血，活血止痛，解毒消肿，适用于血瘀型肩周炎、跌打损伤、瘀血肿痛、各种出血证等。

（11）昆明山海棠片。口服，每次 2～3 片，每日 3 次，能通经活络、消肿止痛，适用于筋骨疼痛、风湿寒痹、麻木及肩周炎之早期。

（12）风湿疼痛片。口服，每次 6 片，每日 2～3 次，能祛风散寒，利湿通络，扶正固本，适用于肩周炎各期。

（13）痹隆清安片。口服，每次 5～7 片，每日 4 次，连服 3 个月为 1 个疗程。能除湿消肿，活血化瘀，舒筋活络，适用于肩周炎各期有热象者。

专家提示

许多专家认为肩周炎的治疗，用止痛药只能治标，缓解症状，停药后多数会复发；而用西医手术，术后均可引起粘连。所以中医治疗被认为是疗效最佳的方法，若患者能坚持功能锻炼，愈后相当不错。

2. 肩周炎患者的自我按摩方法

自我按摩治疗肩周炎时，患者取坐位，其手法如下所述。

（1）揉拿肩部及上肢。用健侧手指或手掌分别揉拿或揉摩患侧肩关节的前侧、外侧、后侧 3～5 分钟。揉拿揉摩时力量应深沉、柔和，范围要广，揉拿揉摩的方向应从上向下。本法可以放松上肢肌肉，活血止痛。

（2）点按。用健康手的单指或双指分别点按病侧肩部酸痛点各 10 次。

（3）点揉。以拇指或食、中二指指端依次点揉肩、极泉、曲池、手三里、内关、外关、鱼际、合谷、劳宫、后溪等穴。点穴时应使局部有酸胀和麻木感。点穴具有通经、活络、止痛、调节脏腑功能的作用。

（4）弹拨。用健康手的拇指侧面弹拨患侧肱二头肌长、短头腱（左肩前内）各 3～5 次。

（5）叩击。健康手握拳或手掌伸开，用第 5 掌指尺侧面叩击病肩前、外侧约 1 分钟。

专家提示

在进行自我按摩时，一定要注意力度，不宜太大，也不宜太小，以稍有酸痛感为宜。

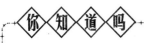

足部刮痧法可治肩周炎

治疗肩周炎也可以用足部刮痧法。在加强肩部功能活动的基础上，可配合对足部反射区进行刮痧治疗。善于刮痧者可自己进行足部的刮痧。

刮拭六个基本反射区，重点刮拭头、颈、斜方肌、甲状旁腺反射区各 3 分钟，每日 1 次。

刮拭肩胛、肩、肘反射区各 3 分钟，每日 1 次。

刮拭风池、大椎、肩、手三里、外关、合谷穴 2 分钟，隔日 1 次。

需要注意的是，肩周炎患者在进行足部刮痧治疗的同时，还必须加强肩关节的功能锻炼。

第4章

让人无法灵活动作的疾病——关节炎

关节炎是中老年人常见的慢性疾病之一。目前我国关节炎患者有1亿以上，且人数还在不断增加。在我国，50岁以上的人中有50%患有关节炎；65岁以上人群中90%的女性和80%的男性患有关节炎。关节炎是一种全身性疾病，其危害巨大，是致残率较高的疾病之一。为了自己的健康，中老年人应从日常生活、饮食和运动等方面入手，积极防治关节炎，降低关节炎的危害程度。

健康测试

你得类风湿关节炎了吗

类风湿关节炎是指由炎症、感染、创伤或其他因素引起的关节炎性病变，属风湿学科疾病。它是中老年人常见的慢性疾病之一，它的主要特征是关节红肿、热、痛和功能障碍。那么，怎样才能得知自己得了类风湿关节炎呢？

（1）刚开始时有乏力、体重下降、低热、肌肉酸痛等全身症状，随后出现一个或多个关节肿、痛。

（2）近端指间关节、掌指关节、腕关节出现关节疼痛，有时肘、膝、足等部位也会出现关节疼痛及压痛，疼痛的特点为持续性、对称性关节疼痛和压痛。

（3）在关节疼痛的同时，还伴有骨质疏松。

（4）清晨起床后发现关节部位有发紧和僵硬感，这种感觉在活动后可明显改善。

（5）任何关节都可出现肿胀，但以双手近端指间关节、掌指关节及腕关节受累最为常见。

如果你有上述症状中的1条，最好能去医院检查，以便及时发现病症，及早治疗。

全面认识关节炎

1. 关节炎的分类

关节炎按病因及临床表现可分为以下几类。

（1）骨性关节炎。又叫退行性关节病、骨关节病。多由骨质增生引起。骨质增生与人体衰老息息相关，多数老人随着年龄的增长都有可能伴随骨质增生，因此易得骨关节炎。

（2）类风湿关节炎。该病常表现为小关节（手指关节、腕关节等）疼痛，且发病关节呈对称性。类风湿关节炎患者大多在 35～50 岁，但老人、幼儿同样也可发病。其病因与遗传、感染、环境、免疫有关。类风湿关节炎现今无法彻底根治，只能通过药物治疗控制病情，维持关节功能。

（3）强直性脊柱炎。其表现多为脊柱、骶髂关节等中轴关节病变。发病原因至今仍不清楚，一般多认为是遗传因素、环境因素相互作用所致。男性多得该病，发病年龄多在40 岁以下，严重者可导致脊柱和关节畸形而影响日常生活。

（4）反应性关节炎。这类关节炎多为肠道系统、泌尿系统等关节外感染因子触发的炎症性关节病变。要防治这类关节炎，可积极降低感染率、提高自己的免疫力。

（5）痛风性关节炎。这类关节炎多是因尿酸盐结晶、沉积引起。发病多为急性单侧关节炎，以脚部大脚趾突然红肿、疼痛为主要症状，病程持续一周左右，可缓解，但易复发。

专家提示

在我国，人们最易患骨性关节炎和类风湿关节炎这两种。这两类关节炎的知识应多了解、掌握一些。

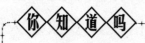

骨性关节炎与类风湿关节炎有区别

　　尽管骨性关节炎与类风湿关节炎都是全身性疾病，大小关节均可受累，但二者还是有所不同，应该加以区别：

　　（1）类风湿关节炎多累及近端指间关节，而骨性关节炎主要累及远端指关节。

　　（2）类风湿关节炎呈持续性、对称性和进行性，不经治疗很少可自行缓解，而骨性关节炎短暂休息后可减轻或自行缓解。

　　（3）类风湿关节炎有类风湿结节，骨性关节炎则没有结节。

　　（4）类风湿关节炎患者晨僵为 1 小时以上，骨性关节炎患者不足半小时。

2. 了解骨性关节炎

　　骨性关节炎，又被称为骨质增生、肥大性关节炎、退行性关节炎、增生性骨关节炎、变形性关节炎、老年性关节炎、软骨软化关节病或骨关节痛等，是一种慢性关节疾病。

　　骨性关节炎是最常见的关节炎，占关节炎总发病率的 40% 左右。骨关节炎可从 20 岁开始发病，但大多数无症状，一般不易发现。其患病率随着年龄增长而上升，多发生于

50 岁以后，女性略多于男性。骨性关节炎以手的远端及近端指间关节、膝关节、肘关节、肩关节和脊柱关节容易受累，而腕、踝关节则较少发病。骨性关节炎的病变基础是关节软骨及关节周围组织磨损，关节结构功能破坏。

临床以关节疼痛、肿胀、僵硬、畸形和功能障碍为主要症状。

在临床上，骨性关节炎可根据致病因素分为原发性和继发性两类。原发性骨性关节炎是指用目前的检查方法查不出病因的骨性关节炎，病因可能与遗传、环境、衰老过程、正常磨损、慢性损伤、饮食、肥胖等因素有关，尤其多由年老而普遍存在的退行性病变导致。随着年龄的增长，几乎所有的结缔组织都会发生退行性变化，软骨的变化最为明显，因此原发性骨关节炎为老年人所常见。通常所指的骨性关节炎都属于这一类。继发性骨性关节炎多有明确病因，是指在其他各种病因或疾病的基础上诱发的病变，如继发于先天或后天畸形、关节损伤、过度负重和疾病等造成软骨损伤与退变，从而导致日后的骨性关节炎，任何年龄段的人都可发生继发性骨性关节炎。

专家提示

骨性关节炎的诱发因素主要有吸烟、饮酒、运动损伤以及自身免疫性因素、药物因素、细菌病毒感染、积累劳损、体弱、有关疾病等。

3. 认识类风湿关节炎

类风湿关节炎又称类风湿，主要发生于活动关节，常有各种关节外表现，是一种全身性疾病。本病好发于女性，男女比例为 1∶4，好发年龄为 20～40 岁。类风湿关节炎的病因尚未明了，以慢性、对称性、多滑膜关节炎和关节外病变为主要临床表现，属于自身免疫性疾病。该病好发于手、腕、足等小关节，反复发作，呈对称分布。早期有关节红肿热痛和功能障碍，晚期关节可出现不同程度的僵硬畸形，并伴有骨和骨骼肌的萎缩，极易致残。

从病理改变的角度来看，类风湿关节炎是一种主要累及关节滑膜（以后可波及关节软骨、骨组织、关节韧带和肌腱），其次为浆膜、心、肺及眼等结缔组织的广泛性炎症性疾病。类风湿关节炎的全身性表现除关节病变外，还有发热、疲乏无力、心包炎、皮下结节、胸膜炎、动脉炎、周围神经病变等。广义的类风湿关节炎除关节部位的炎症病变外，还包括全身的广泛性病变。

诊断类风湿关节炎时可按下面的标准进行：

（1）晨僵持续 1 小时（每天）以上，病程至少 6 周。

（2）有 3 个或 3 个以上的关节肿，至少 6 周。

（3）腕、掌指、近指关节肿，至少 6 周。

（4）对称性关节肿，至少 6 周。

（5）有皮下结节。

（6）手 X 线片改变（至少有骨质疏松和关节间隙狭窄）。

（7）类风湿因子阳性（滴度＞1∶20）。

如果 7 项中具有 4 项，则可诊断为类风湿关节炎。

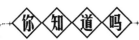

类风湿关节炎的发病因素可能与免疫因素、遗传因素、感染因素、风寒湿邪因素、内分泌失调因素、酶和某些物质代谢异常因素等有关。总之，类风湿关节炎并非单一致病因素所引起。

你 知 道 吗

你知道类风湿关节炎的由来吗

类风湿关节炎这一病名是 1858 年由英国医生加罗德首先使用的。1896 年舍费尔和雷蒙将该病定为独立的疾病，同年斯蒂尔对儿童型的类风湿关节炎作了详细的描述。1931 年，塞西尔等人发现类风湿患者血清与链球菌的凝集率很高；1940 年，瓦勒发现类风湿因子。1945 年卡维尔蒂、1961 年斯勒芬分别提出类风湿发病机制的自身变态反应理论，并得到确认。1941 年美国正式使用"类风湿关节炎"的病名。目前，除中、英、美三国使用"类风湿关节炎"病名外，法国、比利时、荷兰称之为慢性进展性多关节炎；德国、捷克和罗马尼亚等称之为原发性慢性多关节炎；前苏联称之为传染性非特异性多关节炎；日本则称之为慢性关节风湿症。

做好预防，远离关节炎

1. 10招预防骨性关节炎

在我国1亿多关节炎患者中，骨性关节炎患者占了大多数，因此，科学合理地预防骨性关节炎很有必要。下面这些方法对预防关节炎很有帮助。

（1）从小开始预防。骨性关节炎的病因与年龄因素有关，因此要预防骨性关节炎，就应从小开始。要知道几乎所有40岁以上的人，凡是承受重量的关节都会发生变化，尽管大多数症状只是到年龄大后才显现出来，所以不能忽视骨性关节炎的预防。

（2）控制体重。肥胖不仅能诱发其他全身性疾病，同时还能使身体关节受累，加速关节间软组织的磨损，从而引发骨性关节炎。因此，控制体重很有必要。

（3）控制好其他疾病。中老年人患病的概率非常高，如果患有糖尿病、高血压等疾病，一定要进行很好的控制，防止引发并发症。

（4）适当休息。中老年人不可使受累关节负担过重，应少走路，不要长久站立。

（5）尽可能避免受伤和劳损。中老年人应尽量避免关节的外伤和反复的应力刺激，这样才能降低关节软骨受损害的危险性。

（6）科学运动。有规律的运动能加强肌肉、肌腱和韧带的支持作用，从而保护关节，同时也能刺激软骨的生长。

（7）均衡摄入营养。科学研究表明，维生素C、维生素

E 和 β 胡萝卜素对人体骨骼有保护作用，而钙和维生素 D 则可强化骨骼。因此，在日常生活中，应多食用新鲜蔬菜、水果，尽可能生吃或是稍加处理，以保证维生素及微量元素等营养成分不被破坏。

（8）养成良好的生活习惯。应戒除烟、酒等不良嗜好，培养良好的生活习惯。

（9）纠正不当的姿势。应及时矫正各种关节畸形；若关节内骨折，应尽早准确复位。

（10）了解自己的身体。要关注自己的身体，当感到关节酸痛、麻木时，要及时就医，治疗越早，保持关节活动能力的机会就越多。

专家提示

如果已经患了骨性关节炎，可采取下列措施减缓病情：秋、冬季节注意保暖，可在关键部位包上护膝或棉布，不让患处接触凉风；少爬较陡的楼梯，少走上下坡路；平时避免机械性损伤。

2. 预防类风湿关节炎的措施

类风湿关节炎目前并无根治方法，只能以控制病况为主，因此，在日常生活中要特别注意预防保健。我们可以采取下面这些措施来预防类风湿关节炎。

（1）防止风寒湿邪侵袭。在日常生活中要防止受寒、淋雨和受潮；不穿湿衣、湿鞋、湿袜等，关节处注意保暖；不要贪凉受露，暴饮冷饮；不要卧居湿地等。进行劳动或运动后，身热汗未干时不能入水洗浴；垫褥、被盖应勤洗勤晒，以保持清洁和干燥；内衣汗湿后应及时更换洗净。

（2）增强体质。身体强壮的人，抗病能力就强，很少患病，抗御风寒湿邪侵袭的能力要比身体弱的人强得多。为了少患病，一定要增强自己的体质。要做到这一点，就应经常参加运动，如练气功、打太极拳、做保健体操、做广播体操等。这些运动均能增强机体抗风寒湿邪的能力。

（3）防止感染。扁桃体炎、鼻窦炎、急性扁桃体炎、龋齿等感染性疾病有时可能会引发类风湿关节炎。专家认为这是人体对这些感染的病原体发生了免疫反应而造成的。因此，预防和控制体内感染病灶对预防类风湿关节炎十分重要。

（4）注意劳逸结合。中医认为过度疲劳会使人体正气易损，风寒湿邪可乘虚而入，因此，一定要注意休息。

（5）拥有健康的心理。类风湿关节炎多由心理状态异常，如精神受到刺激、心情压抑、过度悲伤而诱发，且许多类风湿患者也常因情绪波动使病情加重。因此，拥有健康的心理、保持心情舒畅，对预防类风湿关节炎意义重大。

专家提示

研究表明，爱吃红肉的老人易得类风湿关节炎，红肉主要指在烹饪前呈现出红色的肉，具体来说，猪肉、牛肉、羊肉、鹿肉、兔肉等所有哺乳动物的肉都是红肉。预防类风湿关节炎，应少吃红肉。

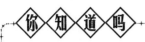

类风湿关节炎会不会遗传呢

有专家认为，类风湿关节炎与遗传因素关系密切。同时调查也表明，类风湿关节炎患者家族中类风湿发病率是健康人群家族的 2～10 倍，近亲中母系比父系患类风湿的多；同卵双生子的共同患病率为 30%～50%，异卵双生子发病的一致性仅为 5%。

掌握关节炎的治疗知识

1. 骨性关节炎的治疗原则

在治疗骨性关节炎时，应遵循下面的原则：

（1）无症状的骨性关节炎患者不需要治疗。

（2）症状轻微者，宜适当休息，避免过劳、受寒，不需要药物治疗。

（3）症状明显者，可采用物理疗法（如红外线、超短波、离子导入和蒸汽浴等）进行治疗，也可用按摩或针灸治疗。

（4）较严重患者，可选用非激素类抗炎药物治疗，如双氯芬酸（扶他林），每次 25 毫克，每天 3 次（头两天每次可服 50 毫克）；或布洛芬（芬必得）600 毫克，每天 2 次；或吡罗昔康（炎痛喜康）20 毫克，每天 1 次。

（5）个别顽固关节疼痛患者，可采用局部封闭治疗。

（6）严重神经或血管受压者，如果理疗、按摩、牵引和药物治疗效果不佳时，应考虑手术治疗。

（7）体重过重者，应进行减轻体重治疗。

专家提示

骨性关节炎是一种退变性疾病，至今仍未有任何可治愈的方法。现在临床上采用的各种治疗方法的最终目的不是治愈骨性关节炎，而是消除或减轻其疼痛等症状，改善关节功能，提高生活质量，同时尽量减少治疗所带来的副作用。

2. 骨性关节炎的西药治疗

骨性关节炎使用药物治疗主要是对症治疗，缓解疼痛。那么，适合骨性关节炎患者的西药有哪些呢？

（1）非激素类抗炎药物。当关节疼痛明显或疼痛呈持续性并伴有关节肿胀时，可服用镇痛、抗炎类药物治疗。一般临床常用的药物是阿司匹林、消炎痛、扶他林、芬必得、优布芬等。老年患者或有高血压、心脏病、消化道溃疡病史的患者服用西药时应慎重，必须严格遵照医嘱，慎重选择药物。

阿司匹林：片剂，每片 0.3 克，每次 2～3 片，每日 3 次，饭后服用。阿司匹林肠溶片，每片 50～300 毫克，每次 2～3 片，每日 3 次，口服。它对胃肠道刺激小，可以抗炎、止痛、退热。

消炎痛：片剂，每粒 25 毫克，口服，应在饭后立即服用或进餐中间服用，每日 3 次；栓剂，每日 1～2 次，放入肛门内保留，午睡或夜晚临睡前使用。

扶他林：片剂，每片 25 毫克，每次 1～2 片，每日 3 次。

萘普生：片剂，每片 0.1 克或 0.25 克，每次服用 0.3 克或 0.375 克，每日 2 次。

芬必得：是布洛芬的缓释剂，作用持续而稳定，胶囊每粒 300 毫克，每次 1～2 粒，每日 1～2 次。

优布芬：每粒 50 毫克，每次 1 粒，每日 3 次。

炎痛喜康片：每片 20 毫克，每次 1 片，每日早餐后服用 1 次。

需要指出的是，并不是所有骨性患者都可服用药物。那些活动性消化道溃疡或出血、哮喘、震颤麻痹、视网膜炎、血细胞减少及再生障碍性贫血患者有出血倾向时禁用；肝肾功能不全、水肿、高血压、心脏病、过敏体质者，婴幼儿及妊娠、哺乳期女性慎用。

（2）激素。如果患者的关节疼痛严重或肿胀，积液明显，口服镇痛、抗炎药物无效时，主治医生会酌情考虑向关节局部注射药物。一般为去炎松、美达松类糖皮质激素或透明质酸酶。这种方法作用直接，可在短时间内吸收炎症，缓解疼痛。但如果过多使用激素，会加快骨钙流失，因此临床注射激素一般不会超过 3 次，临床治疗也尽可能不采用激素。

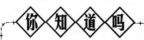

　　在药物治疗时，应注意以下问题：药物应从小剂量开始服用，无效时，可逐渐加大剂量，直到极量。可交替使用化学结构及成分不同的抗炎药，以免机体产生耐药性，降低疗效；但不能同时联合使用两种抗炎药。当关节疼痛和肿胀消失后，即可停止用药。

你知道吗

哪类关节炎患者适合手术治疗

　　如果药物无法控制患者的病情时，可考虑手术治疗。那么，哪类患者应该进行手术治疗呢？有膝内、外翻畸形而伴明显症状，年龄不太大的患者，可施行截骨术，以矫正畸形，改变负重，减轻并防止骨性关节炎的发展；少数有关节软骨严重破坏症状及功能障碍较重的老年人，可施行人工膝关节置换术。

---

3. 类风湿关节炎的药物治疗

　　当前治疗类风湿关节炎以药物治疗为主，所用药物多为改善症状的抗风湿药，包括非激素类抗炎药、慢作用抗风湿药及糖皮质激素，下面分别介绍几种治疗类风湿关节炎的常用药物。

（1）非激素类抗炎药。同骨性关节炎一样，非激素类抗炎药是治疗类风湿关节炎不可缺少的药物。这类药物品种众多，使用方法各异，以口服药为主，服药后会出现胃肠道反应，如恶心、胃痛，严重者会出现胃黏膜溃疡、出血、穿孔等情况；长期应用会造成肾脏损害等。

阿司匹林：0.6～1.0 克，每日 4 次，口服，每日可用4～6 克。

萘普生：0.25 克，每日 3 次。

炎痛喜康：20 毫克，每日 1 次，待症状控制后逐渐减量到最小有效量，长期服用。

在使用非激素类抗炎药物治疗类风湿关节炎时，要掌握以下几条原则：由于患者的个体差异很大，同一种药物对不同患者在疗效、药物用量、不良反应轻重程度等方面可能有很大的差别，因此用药时要在药物的安全剂量范围内尝试、选择，根据个人情况确定用药方案。

本类药物不主张联合应用，是为了防止药物间相互作用，以免影响药效发挥。但对于有明显晨僵的病例，夜间可加用一种作用时间较长的药物，如消炎痛栓或炎痛喜康，夜间药效的持续发挥，可以明显改善次日的晨僵症状。

本类药物一般在服用后数日即可见效，由于观察每种药物的疗效一般需要 3 周的时间，因此在治疗量连用 3 周后无效，可以考虑换药。患者可以放心的是，一种药物无效并非意味着机体对其他药物也不敏感。一般来说，患者若对某一种药物特别敏感，则该药对该患者的治疗作用非常显著。

（2）慢作用抗风湿药。此类药物又称改善病情药，起效时间比较慢，但被认为具有控制疾病进展的作用，一般与非激素类抗炎药联合应用。此类常用药物及其剂量如下所述。

甲氨蝶呤：每周的药物剂量为7.5～20毫克，在1日之内口服，也可静脉注射或肌内注射，4～6周起效，疗程半年以上。不良反应有肝损害、胃肠道反应、骨髓抑制等，停药后多能恢复。

柳氮磺吡啶：每日2克，分2次服用，从小剂量开始。不良反应少，对磺胺类药物过敏者禁用。

金制剂：分为口服和注射2种制剂。口服片剂为金诺芬，适宜早期或轻型患者，每日6毫克，分2次服用。常用注射剂为硫代苹果酸金钠，先用小剂量，后逐渐加大至每次50毫克。

青霉胺：开始剂量为125毫克，每日2～3次。没有出现不良反应者则每隔3周将药物剂量加倍，直至每日500～750毫克。症状改善后可以减量维持。不良反应较多。

雷公藤总甙：本药有不同剂型，用法及用量各不相同。其不良反应除肝损害、胃肠道反应以外，还包括男性、女性生殖能力下降，皮肤色素沉着，指甲薄软。

硫唑嘌呤：每日口服剂量为100毫克，病情稳定后可改为50毫克维持。服药期间需监测血细胞和肝肾功能。

环磷酰胺：本药毒副作用较多，用于难治性、持续活动性、全身症状严重的患者。一般住院期间在医护人员监护下使用。

环孢素：近年来开始在临床应用，每日剂量为每千克体重 3～5 毫克，1 次口服。其突出不良反应为血肌酐和血压上升，服药期间应严密监测。

（3）糖皮质激素。急性期使用疗效好，但不持久，在其他药物皆无效或病情较重时，可应用地塞米松 1.5 毫克，每日 3 次，口服，症状改善后可改为维持量；或用强的松，每日 1 次，每次 5～10 毫克。全身症状改善后，个别大关节受损时可用醋酸强的松龙关节腔内注射，每次 20～50 毫克，4～6 周 1 次。

类风湿关节炎的早期治疗效果明显。药物治疗需要的时间比较长，一般在 2 个月以上才能见效。服药一段时间后要检查血、尿及肝肾功能，一旦发现异常，应立即停药，或交替使用不同化学成分的药物。

（4）其他药物。如果患者经以上三类药物治疗效果不佳，最后可使用免疫抑制剂，如环磷酰胺、硫唑嘌呤、环孢菌素 A，或尝试其他正处于试验阶段的药物。

（5）联合用药。联合用药的目的是产生最佳的疗效，最大限度地减少药物的不良反应，治疗早期类风湿关节炎，控制中晚期病程的进展。

目前，国外对类风湿关节炎的治疗比较普遍地采用联合用药，常用的是以一种非激素类抗炎药为主，同时加用甲氨碟吟及金制剂（或青霉胺）。具体方法是甲氨蝶吟治疗 4～6 周，产生疗效后，连续用药至 3～6 个月停用。如果此时症状已得到控制，非激素类抗炎药也可停用，以金制剂维持治疗 2 年以上。

目前，国内正致力于中西医结合治疗类湿性关节炎。中药和西药的合用可以迅速控制症状，减少不良反应，避免对某种药物产生生理上的依赖。常用的有雷公藤制剂加用芬必得，并在服用的同时于早餐后小剂量服用激素维持。经过国内外大量临床实践证明，联合治疗方案是目前治疗类风湿关节炎比较有效的手段。但它在病情的监控、药效的观察、药量的调整及坚持服药等方面都有比较高的要求，患者必须严格遵照医嘱服药，切勿擅自停药、改药或误服、漏服。

专家提示

在使用非激素类抗炎药时，应该首用扶他林、芬必得等不良反应比较小的药物，如无效，再尝试消炎痛、保泰松等药物。

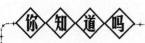

慎用激素治疗类风湿关节炎

虽然使用激素治疗类风湿关节炎见效快，疗效显著，可以迅速解除患者的痛苦，但它不能从根本上遏制病变进展。长期大量应用，带来的不良反应的严重程度甚至超过疾病造成的机体损害。因此，激素只能作为治疗类风湿关节炎的三类药物。当病情严重，出现全身症状，关节炎明显，非激素类抗炎药不能控制或慢作用抗风湿热尚未起效时，才在慎重考虑后使用。服药期间要坚持每日服用，隔日服用疗效差。

激素在类风湿关节炎的治疗中较常用关节腔内注射法，其适应证包括：病变关节仅限于一个或少数几个；全身症状轻微，少数关节有活动性炎症；全身性药物治疗的补充和附加，用以控制某些关节的顽固性炎症；协助关节康复和预防关节畸形。

重视生活细节，调理关节炎

1. 骨性关节炎患者日常生活调理方法

在日常生活中，骨性关节炎患者应注意下面这几个问题。

（1）不睡软床。骨质退行性病变，一般是全身负重关节都可发生，只是各个部位在程度上有些差别而已，而腰椎是最易且最先发生病变的部位，所以患者不宜睡软床，而应以木板床为好。长期睡弹簧床可使局部的肌肉和韧带疲劳，易加重腰痛的症状，对病变起推波助澜的作用。那些粗制滥造、弹簧凹凸不平的软床，危害更大。

（2）枕头高低合适。退行性骨关节病好发于颈椎，所以要注意调整好枕头的高度，不能过高也不要太低，以保持坐位平视时颈椎的自然前倾状态为宜，一般不应高于10厘米。同时，不宜睡硬枕，宜软硬适中，颈部与枕头之间不留空隙，以舒适为准。

（3）劳逸结合。不可久坐、久行、久立，要经常变换体位。办公室人员要注意工间活动，以利气血的舒畅；低头工作不要连续超过45分钟，以防颈肩部肌肉韧带的疲劳；久站工作者1小时左右应适当休息，最好有10～20分钟的平卧放松，对于减轻症状、防止病情发展有一定的帮助。

（4）工作期间适当休息。负重工作者每次工作间歇应静休，放松肌肉，使各关节的支撑肌肉和韧带有一个休息、恢复的机会。此外，还应避免剧烈持久的锻炼项目。

（5）按摩讲究方法。治疗要遵从专科医生的指导，有些类型的颈椎病，过多的颈部活动反使症状加重。按摩必须选择受过正规训练的按摩医生，千万不要进行不适当的按摩，否则可能造成严重后果。

（6）科学运动。退行性关节病患者适当进行锻炼，有延缓关节退变的功效。针对性的锻炼，应根据不同的部位，最好能在医生的指导下进行。成年人关节软骨内一般无淋巴、神经、血管，营养物质靠滑膜内血管丛弥散、渗透到关节液，再通过软骨基质到达软骨细胞。在关节与软骨相互压缩时基质内液体溢出，放松时液体进入基质，反复进行软骨细胞的营养交换。这是关节需要经常活动的原因，否则其新陈代谢便会受影响。所以，适当地锻炼、活动筋骨关节，对增强关节的营养、延缓退化是有利的。

（7）注意天气变化。特别是在寒湿天气中应做好身体的保暖，避免受凉；夏季不宜在冷气出口处待得过久，受凉气的直接吹拂，用空调也不宜使室内温度过低；雨天少出门，避免淋雨，否则可加重病情。

专家提示

膝骨性关节炎患者可用弹力护膝套以加固关节的稳定性，应避免穿高跟鞋，避免跑步和球类等剧烈体育运动。睡眠时不要在膝下垫枕头，以免引起关节变形。

2. 类风湿关节炎患者日常生活注意事项

类风湿关节炎起病慢、病程长。患者只有坚持长期的综合调理，才能缓解症状，改善功能，阻止病情的进一步发展。因此，在日常生活中，类风湿关节炎患者应该注意以下事项。

（1）坚持进行按摩。按摩对类风湿关节炎患者的康复很有帮助，它有调节神经系统功能，促进患肢康复；改善血液循环，增加局部供血；疏通经络，防治肌肉、韧带萎缩变性；预防骨质疏松和关节畸形的作用。

按摩可采用推、按、捏、擦等手法，每次按摩 15～20

分钟，每日按摩至少 3 次。按摩后还应反复摇动关节，帮助患者进行关节的伸屈活动。如病情不是太重，患者应多做自我按摩。按摩的手法宜轻柔、均匀，以达到最理想的效果。

（2）坚持康复锻炼。类风湿关节炎患者康复锻炼的方式和强度要依病情而定。轻症患者要多做户外活动，每天坚持早、晚锻炼，坚持打太极拳或做健身操；重症患者的锻炼要量力而行，行动方便者也要尽量做户外活动。锻炼时应做全身活动，除了患病关节外，全身各活动关节都应进行一定强度的锻炼。

（3）调理生活方式。由于患者多个关节受损，因此应特别注意调理自身的生活方式：尽量保持患病关节的正常位置，防止关节变形；睡觉应选用硬板床，以仰卧、侧卧为宜；戒除不良嗜好，不吸烟，不饮酒。

专家提示

在日常生活中，类风湿关节炎患者服用慢作用药物时需坚持长期服用，不可擅自停药。要改变桌椅、坐垫、靠背、马桶、汽车门和床的高度；浴室内要做好安全措施，如加设扶手、浴盆坐椅；用具把手加粗等。

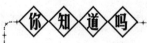

关节炎患者如何选择衣服和鞋子

关节炎患者选择的衣服应以舒适、轻巧、容易穿脱为标准。冬天的衣服当然要暖和，但不宜太重。鞋的大小要合适。应选择轻便、柔软的硬底软帮鞋，鞋带宜用松紧带代替；沉重的皮靴则不太好。

关节炎的饮食疗法

1. 骨性关节炎患者的饮食原则

饮食对维持骨性关节炎患者的正常代谢，增强免疫与抗病能力，辅助治疗，促进患者康复有一定的意义。骨性关节炎患者的饮食原则应该是怎样的呢？

（1）荤素适当，防止肥胖。本病多见于肥胖者，所以患者的饮食应荤素搭配，避免肥甘厚味，保持一定数量的蔬菜、水果，摄取充足的维生素。这对于防止大便秘结、避免因便秘而加重症状有重要的意义，同时也有利于减轻体重。

（2）避免生冷寒凉食物。本病临床症状多以疼痛为主，过食生冷寒凉食物，对痛症都是不利的。中医认为，寒则血凝滞而不畅，不通则痛。所以，生冷瓜果要少吃，特别是柠檬、柑橘之类的酸物，更不要多吃。冰淇淋和冰冻饮料也应尽量避免食用。

（3）糖不能多吃。糖类特别是白糖，几乎不含维生素，其代谢还需消耗不少维生素 B_1。而退行性关节炎，多伴有各类神经压迫产生的神经痛，常见于颈椎和腰椎骨质增生，可产生臂丛神经及坐骨神经的疼痛，致使维生素 B_1 更加缺乏。因此，最好少吃糖。

（4）酒和含酒精饮料少饮或禁饮。喝酒可引起 B 族维生素的缺乏，成为神经炎的诱因，嗜酒成性者容易患肢体疼痛症，民间称神经炎为酒湿所致。所以，如前面在骨质疏松症中谈到的道理一样，因其有加重骨质脱钙的作用，故应少饮酒，戒酒更好。

（5）辛辣刺激性食物禁吃。如胡椒、咖喱粉、辣椒、煎烤等食物，也可使疼痛加剧，应尽量少吃。

专家提示

骨性关节炎患者在日常生活中可选用一些补肾健脾、活血化瘀的保健品，如枸杞子、首乌、熟地黄、黄精、茯苓、山药、莲子、大枣、丹参、桃仁、红花等。

2. 骨性关节炎患者的食疗方

（1）食疗方一：虎杖根酒饮。

材料：虎杖根 250 克，白酒 750 毫升，砂糖适量。

做法：将虎杖根洗净，切片，放到白酒中浸泡，密封，半个月后即可饮用。可加少量砂糖使酒着色。

用法：每次饮 15 毫升，每日 2 次。

（2）食疗方二：丝竹薏苡仁粥。

做法：将丝瓜洗净，切片，与淡竹叶加适量清水共煎，取汁备用。再将薏苡仁加水煮粥，待粥成时趁热加入丝瓜、淡竹叶汁。

用法：随意食用，每日 1 次。

（3）食疗方三：桃仁、薏苡仁粥。

材料：桃仁 5 克，薏苡仁 30 克，粳米 100 克。

做法：桃仁洗净，捣烂如泥，加水研汁，去渣，与薏苡仁、粳米同煮为粥。

用法：随意食用，每日 1 次。

（4）食疗方四：四药粥。

材料：人参 3 克，黄芪 20 克，当归 10 克，五加皮 15 克，粳米 200 克，冰糖 200 克。

做法：将人参、黄芪、当归、五加皮洗净，加适量清水，放入沙锅内煎煮，取汤与粳米同煮粥，待粥将成时，加入冰糖，再煮沸一两次即可。

用法：每日 1 次，分餐食用。

专家提示

骨性关节炎患者要少吃或不吃豆类（包括豆制品）、马铃薯、西红柿等含嘌呤较多的食物，应多吃南瓜、菠菜、卷心菜等含钙多的食物。

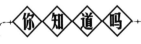

关节炎的饮食疗法

饮食治疗是关节炎综合治疗的一部分，包括补充治疗、取消治疗两种方式。补充治疗是指补充患者体内缺乏或对缓解症状有益的食物，主要有鱼油和夜樱草油。此外，新西兰绿唇淡菜、藻类、蜂王浆、人参等也均被关节炎患者广泛采用。

取消治疗是指去掉饮食中患者不能耐受的食物，如谷类和奶制品等。"禁食"是以往取消治疗中常用的方法，也是对缓解症状最有效的方法，但现在已不主张使用。

3. 类风湿关节炎患者的饮食原则

类风湿关节炎不是营养缺乏病，对饮食一般没有特殊要求，但该病是慢性病，病程长，患者往往出现营养不良及其他表现，因此类风湿关节炎患者的饮食原则应为：

（1）保持良好的营养状态。

（2）必要时限制盐的摄入。

（3）如果出现高脂蛋白血症（通常是IV型），应相应地调整饮食。

（4）如果出现营养不良，可采用高蛋白、高热能饮食。根据病情及用药情况（如服用糖皮质激素或非甾体抗炎药），应适当限制脂肪类食物和盐的摄入，并注意补充维生素 C 和叶酸；骨质疏松症患者应确保饮食中含有充足的钙。

专家提示

类风湿关节炎患者要保持进食量平衡。切忌暴饮暴食或忍受饥饿。饮食时间应规律，以两餐间隔 4～5 小时为宜。

4. 类风湿关节炎患者的食疗方

（1）食疗方一。

材料：薏苡仁、薄荷、荆芥、葱白各 15 克，豆豉 50 克。

做法：将薄荷、荆芥、葱白、豆豉洗净后放入净锅内，加清水约 1500 毫升，烧开后用小火煎约 10 分钟，滤取原汁盛于碗内，倒去药渣。薏苡仁洗净后倒入锅内，注入药汁，加适量水，置火上煮至薏苡仁开裂、熟烂即可。

用法：略加食盐调味，空腹食用。

（2）食疗方二。

材料：生川乌头 5 克，粳米 50 克，姜汁 10 滴，蜂蜜适量。

做法：将乌头捣碎，研为极细粉末；先煮粳米，粥快熟时加入乌头末，改用小火，煮至粥熟后加入姜汁、蜂蜜搅匀，再稍煮片刻。

用法：即食，每日 1 剂。不可与半夏、栝楼、贝母、白蔹等中药同时服食。

（3）食疗方三。

材料：防风 15 克，葱白 2 根，粳米 100 克。

做法：将防风、葱白煎汁，去渣。另用粳米煮粥，粥将熟时加入药汁，煮成稀粥。

用法：即食，每日 1 剂。

（4）食疗方四。

材料：飞廉 500 克，生地黄 240 克，何首乌 90 克，黄酒 1500 毫升。

做法：将三味中药切碎，用黄酒浸泡 7 天。

用法：每晚饮 1 小杯。

（5）食疗方五。

材料：桂枝、桑枝、槐枝、柏枝、石榴枝各 250 克，防风、羌活各 100 克，米酒 5000 毫升。

做法：将上述药切碎，用米酒浸泡 1 个月。

用法：每次饮 50 毫升，每日 2 次。

专家提示

类风湿关节炎患者宜吃易消化的食物，少吃辛辣、生冷、油腻、坚硬的食物。

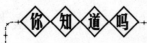

哪些食物关节炎患者不宜食用

谷类（小麦、大麦、燕麦、黑麦）、牛奶及奶制品、茶、咖啡、红色肉类、柑橘类水果等食物，类风湿关节炎患者食用后可能产生不良的反应，包括过敏、肠道通透性增加和肠道菌群失调等，使疾病症状加重。

关节炎的运动疗法

1. 骨性关节炎患者进行关节活动训练的方法

骨性关节炎患者在进行关节活动时，可按下面的方法进行。

（1）手指伸展运动。用一根长一点的橡皮筋围套在 5 个手指上，然后用力慢慢张开手指。每次 1～2 分钟，每天 2 次。

（2）背部伸展运动。身体挺直坐在椅子上，两脚分开放在地上，两手手指放在同侧肩上，双臂向外伸开，身体轻轻向前弯，向另一侧转体，用手臂肘部碰另一侧腿的膝盖，再慢慢恢复开始时的姿势，然后重复做另一侧。每次 1～2 分钟，每天 2 次。

（3）上肢运动。

"划船"：坐在地上，上身挺直，双膝伸直，放松，把一根有弹性的带子套在双脚足弓处，双手抓住带子的两端，模拟划双桨小船的动作，利用两臂及肘部的力量拉动带子至腋窝附近，但不要抬高肩膀或背部过分往后，恢复原位。重复做划船动作。每次 1～2 分钟。每天 2 次。

也可平卧于硬板床上，在床头安装两条较宽的弹力带，用上肢力量，沿身体两侧向下或交叉向体侧方向拉长弹力带。

推墙：面对墙壁站立，保持身体挺直，用手扶墙，肘部屈伸做"推墙"（立卧撑）动作。

握胶皮球：手握胶皮球或使用具有预防手指关节挛缩、加强手部力量作用的掌心锤，有意识地运用整个上肢的力量做握紧与放松的动作。

捏橡皮泥：患者通过捏制泥塑，可全面地锻炼十根手指的力量。此项训练不仅可以有效地避免手指的失用性关节变形，而且妙趣横生，使患者不容易产生厌烦情绪。

屈体支撑：上身与下身呈 90°坐于硬板床上，上身保持正直，双腿并拢绷直，两臂伸直，掌心压床面，有意识地依靠上肢力量支撑身体，或借助矮木凳支撑身体离开床面。

（4）下肢运动。

平卧抬腿：患者仰卧在硬板床上，两腿绷直，交替抬起，要求大腿与小腿呈直线，腿抬起与床面呈 30°以上夹角。也可在足踝处捆缚沙袋等重物，做下肢对抗阻力的抬起，每日重复动作 10～20 次。此动作对大腿肌肉可起到很好的锻炼作用。

蹬踏运动：下肢蹬踏类运动，如平卧抬腿蹬空，骑自行车，在跑步机上慢跑等，对骨性关节炎有很好的治疗保健作用。应坚持每日训练 30～60 分钟。

（5）被动性关节活动。

被动性关节活动是指在治疗师或家属帮助下完成的关节活动。对于关节病变严重，甚至是瘫痪在床的患者，为防止关节发生病理改变如机化、粘连，甚至挛缩、变形，应进行被动性活动，但要注意操作安全，使关节在正常范围活动，并以轻柔试探性动作为主。

颈部：颈部被动性前屈、侧屈、旋转。

肩部：肩部被动性前屈、外展、内收、180°旋转。

肘部：肘部被动性屈曲、伸展。

腕部：腕部被动性屈曲、平伸、过度后伸、尺侧屈、桡侧屈、旋转。

手指：手指被动性外展、内收，拇指外展、拇指屈曲、拇指旋转。

髋关节和膝关节：髋和膝被动性伸展、屈曲、外旋、内旋、旋转、外展、后伸、过度后伸。

脚踝和脚趾：脚趾被动性背屈、跖屈、内翻、外翻、旋转、屈曲、后伸、外展、内收。

（6）主动性关节活动。

颈部：做低头、仰头、向左右两侧歪头、环转头部等动作。

肩关节：两侧肩胛骨向脊柱靠拢并尽力向上耸起，放下。双手在背后握紧，收腹挺胸，双肩尽力向后。

肘关节：重复做屈曲肘关节，然后平伸上臂的动作。

腕关节：指尖向上，手掌与前臂呈 90°，手心向前，保持 5 秒钟；然后指尖向下，手心向后，继续保持手掌与前臂的 90°，放松期间旋转手腕。

指关节：做抓、握、并紧手指、张开手指、对指等动作。

髋腰部：身体站直，双手下垂，下肢伸直，腰部尽力前俯，以指尖触脚尖，还原。身体尽力后仰，双手指尖相对，平举在胸，向左、右尽力旋转腰部。平卧于硬板床上，先并拢两腿，然后分开，重复做。

专家提示

患有膝关节骨性关节炎的患者，为了活动膝关节，可双手握住木栏，每向下移动一级，膝关节屈曲角度随之改变，每次保持体位至膝部微酸。上身前倾，双手扶住膝部。髋关节、膝关节同时弯曲，做顺时针旋转后按逆时针方向旋转。

2. 类风湿关节炎常见的运动疗法

类风湿关节炎患者进行适当的运动疗法，对控制自己的病情有好处。目前常用的运动疗法有以下几种。

（1）医疗体操。具有针对性强、适应面广的优点，是运动疗法的主要方式。

（2）作业疗法。又称劳动治疗，指利用适当的生产劳动来锻炼身体。室内作业如编织、刺绣、雕塑、缝纫、做花、糊纸盒、糊纸袋、做儿童玩具、磨豆腐、做糕点等；室外作业如种植树木、花草、蔬菜，饲养鸡、兔、牛、羊以及田间劳动等。这要根据患者的性别、年龄、爱好、职业、体力、志趣、文化水平、病情等具体情况而确定。

（3）日常生活活动训练。类风湿关节炎患者，尤其是晚期患者出现某种功能严重退化时，为保存和重新获得如衣、食、住、行、个人卫生等这些基本生活能力，就需要进行日常生活活动训练，这也是康复治疗的重点内容。日常生活活动包括起床、穿脱衣服、清洁卫生、洗漱、吃饭、上厕所、上下楼梯或使用拐杖、乘坐轮椅、收拾床铺、开关电灯、平地步行等。日常生活活动训练有困难时，还可配合使用自助装置。

（4）耐力运动。指步行、慢跑、爬坡、骑自行车、游泳、跳绳等，以锻炼患者的耐力。

（5）太极拳、八段锦。具有"调身"、"调息"、"调心"相结合的特点，适宜慢性疾病的长期锻炼。

（6）生理反馈疗法。是利用仪器设备把锻炼时的某些生理活动信息放大，让患者听到或看到这些信息。这样做可以引导患者向有利的方向努力，从而提高锻炼效果。

专家提示

类风湿关节炎患者在进行运动疗法时，要动静结合、以动为主。同时主动锻炼与被动锻炼相结合，以主动锻炼为主。切不可因关节疼痛而放弃功能锻炼，并且这种锻炼要循序渐进，不可急于求成或间断。

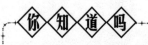

类风湿关节炎患者康复锻炼的好处

类风湿关节炎患者进行康复锻炼可以起到以下作用：保持关节活动度，避免僵直挛缩；防止肌肉萎缩，保持肌肉张力；促进血液循环，改变局部营养状态；振奋精神，增强体质，增强康复的信心；有利于五脏六腑、气血功能的保持与加强。再配合一些有效的治疗方法，一定能够获得良好的治疗效果。

关节炎的心理疗法

1. 骨性关节炎患者拥有好心情的方法

从某种程度来说，关节疾病的心理治疗是占第一位的。那么，怎样才能让骨性关节炎患者拥有好心情，从而更好地控制病情呢？

（1）过好每一天。过去不能追回，明天不能预测，只有今天是最珍贵、最美好，也是最实在的。把握住每一个今天，以积极乐观的态度去迎接每一个黎明，你会感到世界天天有美景。尽情享受今天的阳光，享受今天的美好，不要去想明天是否有雨、有风。有今天的好心情，相信明天的你会更自信、更勇敢、更愉快。

（2）愉快永存心间。时常保持心境开朗，心胸开阔，宽宏大度，意志坚强，精神上当富有者，愉快是不会弃你而去的。

（3）变怒为笑。在愤怒的时候，找出幽默的情趣。笑远比愤怒有益于健康。生活就是这样，要爱惜自己。别发怒，提醒自己笑笑就足够了。

（4）乐观开朗。愚翁常愁眉苦脸，智者多快乐逍遥。要快乐地看待事物，不要光考虑消极方面。要使自己的精神振作起来，努力使自己成为一个乐观开朗、意志坚定，能自我宽慰的人，并学会自我心理调节，提高心理承受能力。

（5）知足常乐。不断提高认识和改造主观世界的能力，正确看待自己和别人，正确判断事物。要经常提醒自己，不要因为生活中的一丁点得失、一件小事情而时常焦躁、焦虑。要知道，"知足之人心常乐，能忍气者身自安。"

专家提示

为了拥有好心情，患者可培养多方面的兴趣，如利用业余时间适度地打打桥牌，下下象棋，玩玩麻将，都有助于使自己处在愉悦的精神状态中，摆脱心理上的失衡，从而使心情好起来。

2. 类风湿关节炎患者恢复良好心态的方法

对类风湿关节炎患者而言，正常的心理状态应该是能正确认识所患的疾病，既有治愈的信心，又对可能出现的关节畸形有一定的思想准备，积极治疗，保持良好的心理状态。

不良的心理状态不仅影响疾病的康复，甚至可加重病情。那么，如何恢复和保持良好的心理状态呢？

（1）正确认识疾病。要认识到此病虽是一种难治的病，但并非不治之症，只要积极配合治疗，就能完全康复。

（2）建立必胜的信念。要认识到心理状态对病情的影响很大，甚至影响到预后。得了类风湿关节炎，焦虑、失望等都是徒劳无益的，只有积极配合医生治疗，树立必胜的信念，才能战胜疾病。

（3）树立生活目标。有了正确的生活目标，并努力实现自己的目标，才能集中精力，坚定康复的信心。

（4）学会放松。要将自己患病这一现实问题彻底忘记或认为无所谓，使思想达到超脱现实的境界。

（5）积极参与娱乐活动。娱乐活动一般包括文娱、文艺、体育三方面的内容。唱歌、跳舞、下棋、打牌、听音乐、看戏、看电视等属文娱活动；写诗、绘画、读书、看报等属文艺活动；体操、太极拳、游戏、骑自行车、参观、旅游等属体育活动。适度的娱乐活动，可以开阔视野，转移注意力，以减轻疾病带来的心理压力，有助于树立正确的人生观，恢复良好的心理状态，增强战胜疾病的信心，促进疾病的康复。

（6）用乐观的态度面对生活。类风湿关节炎患者既要积极乐观地接受治疗，又要不焦不躁，克服急于求成的思想，始终保持积极向上的心理状态。

主动调整好自己的心理状态，认真地、正确地对待本病，主动配合医生，将会胜过所有的"灵丹妙药"。

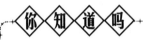

患者要保持良好的人际关系，可多与其他患者进行沟通，了解相关的疾病知识，相互交流康复锻炼的方法，争取早日康复。

你知道吗

类风湿关节炎患者易产生不良情绪

类风湿关节炎发病慢，病程长，这常给患者造成巨大的心理压力，产生许多不良情绪。类风湿关节炎患者较常见的不良情绪主要有以下几种。

（1）焦虑。错误地认为所有类风湿关节炎患者注定都要变成畸形，加上短期疗效不明显，因此患者容易产生烦躁不安、焦虑的情绪。

（2）愤怒。许多人不能接受关节出现畸形这一现实，因此易产生愤怒情绪，常与家人争吵。当反复治疗而效果不理想时，患者会产生失望感，唉声叹气。

（3）消极。对什么都不感兴趣，不积极配合治疗，甚至拒绝治疗。

（4）情绪低落。当治疗效果不甚满意或者周围的人关心不够时，爱独处，暗自流泪。

关节炎的中医疗法

1. 骨性关节炎的中医辨证施治

我国的传统中医将骨性关节炎分为风寒湿阻、风湿热阻、肝肾亏虚、痰瘀互结等证型，分别进行祛风散寒、通络止痛、化痰散瘀、补益肝肾等辨证治疗。下面简单介绍一下。

（1）风寒湿阻，气滞血瘀。

治疗方法：祛风散寒，行气活血，佐以补肾化湿。

方药：三痹汤和活血止痛汤加减。

材料：川芎、独活、桃仁、赤芍、白芍各10克，当归、秦艽、茯苓、杜仲、续断各12克，防风、红花各9克，桃仁10克。关节积液明显者可加黄柏、泽泻、滑石、木通各6克。

制作用法：将上述药材用水煎服，每日1剂。

（2）肝肾不足，气滞血瘀。

治疗方法：补益肝肾，活血化瘀。

方药：复元活血汤和合四物汤加减。

材料：熟地黄、狗宝、桑寄生各15克，柴胡、当归、赤芍、白芍各12克，瓜蒌、穿山甲、桃仁各10克，川芎、红花各6克。

制作方法：将上述材料用水煎服，每日1剂。

（3）肝肾亏损。

治疗方法：肾阴虚者滋阴补肾，肾阳虚者温补肾阳，佐以补益气血。

方药：肾阴虚者六味地黄汤加减。

材料：熟地黄、山药、山萸肉各 15 克，泽泻、茯苓、丹皮各 12 克。肾阳虚者选用金匮肾气丸加减。上方加肉桂 3 克，附片（制）10 克。疼痛者可加秦艽、羌活、独活各 10 克，乳香 9 克；气血两虚明显者，加十全大补丸。

制作方法：水煎服，每日 1 剂。

专家提示

可以采用中成药治疗骨性关节炎。可用的中成药有云南白药、活血止痛散、活血主力丸、养血荣筋丸、滋补肝肾丸、六味地黄丸、肾气丸等。

2. 类风湿关节炎的中医辨证施治

类风湿关节炎属中医"痹证"范畴，凡人体肌表、经络遭受风寒湿邪侵袭后，使气血运行不畅而引起筋骨、肌肉、关节等处的疼痛、酸楚、麻木和关节肿大、屈伸不利等症，统称为痹证。当以疏风散寒、祛湿通络、消肿止痛为治疗方法。

（1）风痹。

治疗方法：祛风除湿，通络止痛。

方药：防风汤加减。

材料：当归 15 克，赤茯苓 12 克，秦艽、防风、葛根、桂枝、羌活各 10 克，麻黄 3 克，甘草 6 克。

制作方法：将上述材料用水煎服，每日 1 剂。

（2）痛痹。

治疗方法：散寒止痛，祛风通络。

方药：乌头汤或麻桂温经汤加减。麻黄、制川乌、黄芪、桂枝各9克，细辛3克，赤芍、桃仁各10克，红花、甘草各6克。

制作方法：将上述材料用水煎服，每日1剂。

（3）着痹。

治疗方法：除湿消肿，祛风散寒。

方药：薏苡仁汤或除湿蠲（juān）痹汤加减。

材料：薏苡仁12克，茯苓、泽泻、羌活、独活、川芎各10克，陈皮、苍术各9克，制川乌、甘草各6克。

制作方法：将上述材料用水煎服，每日1剂。

（4）热痹。

治疗方法：清热通络，疏风胜湿。

方药：白虎汤加减。

材料：石膏30克，忍冬藤20克，知母、丹皮各12克，威灵仙、赤芍、黄柏各10克，桂枝6克。

制作方法：将上述材料用水煎服，每日1剂。

（5）桂痹。

治疗方法：补肾祛寒，通经活络。

方药：补肾寒治桂汤（验方）或真武汤（《伤寒论》）加减。

材料：续断、熟地黄、松节各15克，防风、苍术、骨碎补、淫羊藿、独活、桂枝、赤芍、白芍各10克，补骨脂、牛膝、威灵仙、自然铜（先煎）各 12 克，透骨草 30 克，寻骨风、伸筋草各 20 克，制附片、知母、炙山甲各 9 克，麻黄 3 克。病变在上肢者去牛膝加羌活、姜黄各 9 克；低热者加黄柏 12 克，地骨皮 10 克；关节屈伸不利者加生薏苡仁 30 克，木瓜、白僵蚕各 9 克，去苍术、防风、松节；舌苔白腻者去熟地黄，加砂仁 3 克，藿香 9 克。

制作方法：水煎服，每日 1 剂。

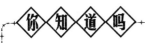

治疗类风湿关节炎，也可用昆明山海棠、寒风伏虎片、小活络片等中成药。此外，也可以用外敷疗法。

你 知 道 吗

关节炎的外敷疗法

中医外敷疗法适用于急性或慢性复发性关节肿痛者。具体方法是：

桑枝、桂枝、乳香、没药、木香各 5 克，雪上一支蒿 3 克，牛膝、羌活、独活各 12 克，透骨草、防风、草薢各 15 克，当归、红花各 9 克。上药共研细末，用黄酒调成糊状外敷关节。每日敷 2 次，上述药为 1 次剂量。

干姜3克，桂枝、当归、赤芍各2克，乳香、姜黄、海桐皮、葛根、羌活、川芎各1克。装入布袋，蒸热后敷于患处。

菖蒲120克，小茴香60克，食盐500克，炒热后装入布袋处熨患处。

3. 类风湿关节炎的物理疗法

当患者处于类风湿关节炎活动期时，可以用下面这些物理疗法进行治疗。

（1）温热疗法。这一疗法的目的在于镇痛、消除肌痉挛、增大软组织的伸展性。可扩张局部血管，使毛细血管内压上升，增大毛细血管通透性，增大胶原纤维伸展性。急性炎症期渗出明显、有发热等情况，不可使用，待炎症程度减退后可以逐渐加用。

热袋疗法：有各种规格，用亚麻布缝制，内装有可塑性硅胶。使用时将其放入80℃水箱中加热，达到治疗温度后，置于患处。每次20～30分钟。每日1～2次，10次为1个疗程。

石蜡疗法：常用的有刷法、浸法、贴敷法。由于热容量大，导热性小，人体可耐受60℃～70℃的温度。每次20～30分钟，每日1次。

泥热敷：将各种泥类加热，作为介质，包敷在一定部位，将热传导至人体，达到治疗目的。常用的有矿泥、泥煤、腐殖土、黏土和人工泥。矿泥加温至 52℃ 左右。适用于炎症趋于慢性过程者。

（2）冷疗或寒冷疗法。如果用 20℃ 以下的物体作用于人体，具有促进血液循环、改善营养状态的作用。短时间作用可减少组织液的渗出和外溢，长时间作用则可促进组织水肿的吸收，加速局部新陈代谢；还能增加胶原组织弹性、软化僵硬的肌纤维组织，有利于肌肉的伸屈功能锻炼；改善挛缩关节活动度，促进功能恢复；镇痛作用适用于急性炎症期。治疗时应注意避免引起冻伤。

（3）水疗法。所谓水疗法，是指利用不同水温、水压及水中所含不同成分物质的理化特性作用于人体。急性活动期，患者全身浸浴，温度以 38℃～40℃ 为宜。有发热者不可作全身水疗法。水疗法包括矿水浴、盐水浴、硫化氢浴、腐殖酸浴等。

（4）低频电疗法。直流电与直流电离子导入疗法。常用直流电离子导入法，如水杨酸钠阴极导入。患者处于焦虑状态，有自主神经功能紊乱者，采用钙离子导入领区式或短裤式。

（5）低频脉冲电疗法。间动电具有止痛、促进血液循环、利于渗出物吸收的作用，用于本病活动期。

（6）高频电疗法。短波、超短波、微波在急性炎症消退后，可以由无热能转为微热能，微波如用较大剂量，则有利于增强组织吸收，促进再生。

（7）磁疗法。选用旋磁或交变磁场法，有镇痛、消肿、消炎作用。

（8）光疗法。

红外线：有改善局部血液循环，促进局部渗出物吸收，消肿止痛的作用。急性炎症期应用小剂量。

紫外线：急性关节炎炎症渗出期，选择红斑量紫外线关节局部照射或肾上腺区照射，具有改善血液循环、消炎、止痛、脱敏的作用。

激光疗法：采用氦-氖激光、二氧化碳激光局部或穴位照射。

专家提示

类风湿关节炎患者肢体关节的康复，需因人因病而异，全面衡量。

第 5 章

腰腿痛的"元凶"——腰椎间盘突出症

有些中老年人总感到自己腰腿疼痛，有时甚至疼到无法走路，其实，这都是腰椎间盘突出症"惹的祸"。所谓腰椎间盘突出症，亦称髓核突出（或脱出），或腰椎间盘纤维环破裂症，是内在与外在两个因素共同作用的结果。

健康测试

你属于易得腰椎间盘突出症的人群吗

椎间盘突出症是临床上较常见的一种腰部疾患之一，多是由腰椎间盘各部分（髓核、纤维环及软骨板），尤其是髓核，有不同程度的退行性改变后，在外界因素的作用下，如搬抬重物或滑倒时臀部着地或急剧扭转等原因，引起的椎间盘纤维环破坏，髓核组织从破裂之处突出（或脱出）于后方或椎管内，使椎间孔狭窄，导致相邻的组织，如脊神经根、脊髓等遭受刺激或压迫，从而产生腰痛，一侧下肢或双侧下肢麻木、疼痛等一系列症状。那么，哪些人易得腰椎间盘突出症呢？

腰椎间盘突出症好发于 25～50 岁的人群，此类人群占整个发病患者数的 75％以上。虽然这个年龄段是人的青壮年时期，但是椎间盘的退化已经开始了。

男性更易得腰椎间盘突出症，这是因为男性在社会中从事体力劳动的比例要大于女性，腰椎负荷亦长期大于女性，从而导致诱发腰椎间盘突出症的概率也较大。

劳动强度大，长期处于坐位工作的人员易得腰椎间盘突出症。

长期工作或居住于潮湿及寒冷环境中的人较易得腰椎间盘突出症。据统计，长年从事矿井井下作业的人，患此病的比例较高。

腰椎先天性发育不良，如患脊椎侧弯、先天性脊椎裂等疾病的人，同时并发腰椎间盘突出症的机会也较多。女性孕期，由于特殊的生理原因，导致体重突然增长，加之肌肉相对乏力及韧带松弛，亦是诱发此病的危险时期。

不论你属于上述哪类人群，都有极高的患腰椎间盘突出症的概率。

还原腰椎间盘突出症的真相

1. 腰椎间盘突出症的症状

腰椎间盘突出症是一种常见病、多发病，其症状主要有以下几点。

（1）腰部疼痛。疼痛主要表现在下腰部及腰骶部，以持续性钝痛为主。卧位时可减轻，久站后疼痛加剧。

（2）下肢放射性疼痛。一般多出现一侧下肢疼痛。主要以臀部、大腿后外侧及小腿外侧至足跟或足背呈放射性疼痛。

（3）下肢麻木或感觉异常。一般与下肢放射性疼痛同时出现。感觉异常主要表现为发凉，患肢温度降低，尤以末端最为明显。

（4）间歇性跛行。患者行走时，可随行走距离增加而加重腰腿不适症状，出现跛行，而坐位或平卧一段时间后即可缓解。这是因为髓核突出后，继发腰椎管狭窄所致。

（5）马尾神经症状。中央型的腰椎间盘突出症，如果突出较大，可压迫马尾神经，表现为会阴部麻木、大小便功能障碍，女性可出现尿失禁，男性还可出现阳痿症状。

（6）肌力减弱或瘫痪。突出的椎间盘压迫神经根严重时，可产生神经麻痹而致肌肉力量减弱甚至瘫痪。这多为第四、五腰椎间盘突出，第五腰神经根受压麻痹所致。一般可出现胫前肌、腓骨长短肌、伸长肌、伸趾长肌麻痹，表现为伸力或屈力下降，重者表现为足下垂。

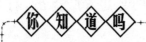

腰椎间盘突出症后期，患者经休息和治疗后，腰部肌肉痉挛得以解除，腰椎正常功能得以恢复，椎间盘、韧带和关节囊水肿消退，对神经纤维的刺激减轻或消失，故腰疼症状可改善。但由于早期突出物引起炎症水肿，继而发展为神经根的粘连，在后期若没有得到根本改善，神经根的刺激未得到消除，所以仍可留有腿疼症状。

你知道吗

一定要重视腰痛

腰椎间盘突出是在腰椎间盘退变的基础上发展而来的。腰椎间盘退行性改变所引发的症状也可能不明显，出现的前驱症状也可能是其他疾病的信号，但不管怎样，在前驱症状出现的时间里，如果能引起必要的重视，也许就能避免发生腰椎间盘突出症或其他疾病。

> 如果你出现轻微的动作导致急性腰痛，如弯腰拣地上的东西、洗脸、穿袜子、上车、下车等诱发急性腰痛症状的情况，一定要小心。这往往是腰椎退变的信号，是腰椎间盘突出的开始，应加强预防。

2. 腰椎间盘突出症的常见病因

腰椎间盘突出症是内在因素和外在因素共同作用的结果，内在因素和外在因素主要有以下几种。

（1）内在因素。

椎间盘的生理特点：成人的椎间盘逐渐缺乏血液循环，修复能力也较差，尤其是在退变发生后，修复能力更差。椎间盘后外侧的纤维环较为薄弱，而后纵韧带在腰 5、骶 1 平面时，宽度显著减小，对纤维环的加强作用明显减弱。

椎间盘的退行性改变：椎间盘缺乏血液供给，修复能量较弱，日常生活中椎间盘受到各方面的挤压、牵拉和扭转作用，易使椎间盘髓核、纤维环、软骨板逐渐老化，导致纤维环易于破裂，而致椎间盘突出。

（2）外在因素。

外力作用：有些人在日常生活和工作中，往往存在长期腰部用力不当、过度用力、姿势或体位不正确等情况。例如装卸工作人员长期弯腰提举重物，驾驶员长期处于坐位和颠簸状态。这些长期、反复的外力造成的轻微创伤，长年累月地作用于椎间盘，加快了其退变的速度，不能较长时间采取某种姿势。

急性腰扭伤：急性腰扭伤在急性期治疗不彻底，损伤的肌肉、筋膜、韧带修复不良，产生较多的瘢痕和粘连，致使腰部功能减低且易出现疼痛，患者常感觉腰部无力，阴雨天则腰酸背痛，长时间持续不愈。

腰部筋膜无菌性炎症：长期弯腰或坐位工作，使腰背肌长期处于牵拉状态，出现痉挛、缺血、水肿、粘连等，有人称之为无菌性炎症。

专家提示

长期从事行走、弯腰、蹲坐、伏案的工作人员以及司机、举重运动员等，或较长时间保持前倾状态的人，如煤矿、搬运、建筑等行业的工作人员，其发病率均相对较高，长期处于不良姿势的人更易诱发本病。

重视细节可预防腰椎间盘突出症

1. 规范姿势可预防腰椎间盘突出症

在日常生活中，如果我们能保持正确的坐、卧、起、立姿势，就能有效预防腰椎间盘突出症。这是因为正确的日常姿势能减少腰椎间盘的蜕变，降低腰部肌肉、韧带、筋膜等软组织的张力，避免腰椎间盘盘内压力的急剧增高，从而大大降低了腰椎间盘突出症的发病率。在生活中，我们要规范自己的姿势。要做到这一点，进行腰部动作时应遵循以下原则。

（1）协调自然。腰部的各种活动都必须在腰部各组拮抗肌群和韧带的协同运动下完成，否则就会引起局部肌肉、韧带的扭伤，并可造成腰椎间盘盘内压力的突然增高、腰椎间盘纤维环破裂，从而形成腰椎间盘突出症。

（2）以髋代腰。弯腰搬抬重物宜以屈膝屈髋代弯腰，伸膝伸髋代伸腰。

（3）以臂代腰。起床时，应先侧卧，再以上侧手臂用力撑扶床沿完成，这样可避免腰部肌肉的不协调收缩，以及由此造成的腰椎间盘盘内压力的突然增高，从而预防腰椎间盘突出症的发生。

在日常生活中，正确的坐姿、卧姿、走姿等是怎样的呢？

（1）坐姿。坐时上身挺直，收腹，下颌微收，座位高度合适，两下肢并拢，双脚稳稳地放在地面上，尽量整个脚掌着地，避免含胸或佝偻坐姿。站时，两眼平视，挺胸收腹，下颌稍稍内收，双肩撑开并稍向后展，腰部平直，两腿直立，小腿微收，两足距离约与骨盆宽度相同。

（2）睡姿。睡眠，一般人以采取仰卧和侧卧位为宜。仰卧位时，只要卧具合适，四肢保持自然伸展，脊柱的曲度不大，变化不大；侧卧位时，一般认为右侧位比左侧位好，但不必过于讲究左侧位还是右侧位，因为人在睡眠中总要不断翻身，以取得合适的体位。

（3）走姿。行走时，应体态自然，双目平视前方，头微昂，口微闭，颈正直，胸部自然上挺，腰部挺直，收小腹，臀部略向后突，双臂自然下垂，双上臂自然摆动，摆幅30°左右，下肢举步要有力，步行后蹬着力点侧重在跖趾关节内侧，利用足弓的杠杆作用推进身体前移，换步时肌肉微放松，膝关节不要过于弯曲，大腿不要抬得过高，步幅依自己腿长及脚长而定，一般为70厘米左右。行走时不要上下颤动和左右摇摆。

专家提示

在日常生活中，取物时先屈膝屈髋，身体靠近物件，避免弯腰提取重物。背重物时，胸腰稍向前弯，髋、膝稍屈，迈步要稳，步子不要太大。担扛重物时，身体先蹲下，腰要直，胸要挺，起身要靠下肢用力，起身后稳住身子再迈步。

2. 预防腰椎间盘突出症的三个措施

预防腰椎间盘突出症，可采取下面这三个措施。

（1）防止外伤。提取或搬运物品时应量力而行，不要用力过猛；应避免久坐久站，避免过度劳累；避免生活在潮湿的环境中；随时注意防止外伤，防止腰扭伤；防止慢性腰肌劳损。

（2）增强肌力。起居要有规律，经常参加体育活动，尤其要注意腰背肌训练，如可进行仰卧起坐、太极拳、散步、医疗体操等活动，通过锻炼可促进血液循环，强健筋骨，加强腰椎稳定性。

（3）保护好围腰。对有功能性腰痛患者，可自制宽腰带或到医药商店购买腰围固定腰部，但不要带橡皮筋的腰围。腰围上缘须达到肋下缘，其下缘至臀以下。禁止使用过窄的腰围，以免腰椎过度前凸；也不要使用过短的腰围，以免腹部过紧。腰围佩戴的时间应根据病情适当掌握。腰部症状较重者，如无不适感觉，应经常戴用，并配合按摩、理疗、牵引等治疗。病情较轻者，可在外出时，尤其是要较久站或较久坐的时候（如外出乘车等）戴上，在睡眠或休息时，可解除腰围。在症状消退、体征逐渐转为阴性以后，应去掉腰围，逐渐恢复腰部正常活动。一般使用时间以 3～6 周为宜，最长不宜超过 3 个月，以免腰肌发生失用性萎缩。在使用腰围期间，还应在医生的指导下，逐渐增加腰背肌锻炼，以防止或减轻腰背肌的萎缩。

专家提示

预防腰椎间盘突出症，应该控制体重，避免肥胖；防止腰背受凉受潮；居室保暖、干燥；注意劳逸结合；提高生活质量；心情舒畅、愉快；时刻有保护腰的意识，尽可能减少腰椎的累积性损伤，以降低腰椎间盘突出症的发病率。

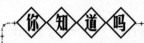

清晨洗脸刷牙时为什么易出现腰痛呢

许多腰椎间盘突出症患者的腰痛是清晨起床后，在洗脸或刷牙时突然引起的。为什么洗脸或刷牙也能诱发腰椎间盘突出症呢？这是因为人体经过一夜睡眠后，肌肉、韧带、关节囊等软组织变得僵硬而无法灵活运动，此时，如果马上采用半起半坐、弯腰翘臀的姿势进行洗脸、刷牙，就会对腰椎间盘产生较大的压力并使关节囊负荷加大，成为腰椎间盘突出症发作的诱发因素。为了避免在刷牙、洗脸时诱发腰椎间盘突出症，要在起床后略微活动一下腰部，做做后伸、左右旋转、"伸懒腰"等动作，使腰部不至于从相对静止的状态马上转移到一个增加腰部负荷的动作，但最重要的是要注意洗脸、刷牙时的姿势。正确的姿势应是膝部微屈下蹲，然后再向前弯腰，这样可以在较大程度上降低腰椎间盘所承受的压力，而且能降低腰椎小关节及关节囊、韧带的负荷。此外，洗脸盆位置不要放置得太低，避免由于腰椎过度向前弯曲而加重腰部的负荷。

3. 老年人预防腰椎间盘突出症的注意事项

许多老年人之所以患上腰椎间盘突出症，多是由于长期不注意保持正确姿势所造成的。此外，老年人由于运动功能有不同程度的减退，代谢能力也有所降低，不但容易出现腰椎间盘突出症，而且一旦有了腰椎间盘突出症，还不易治愈。从这一方面看，老年人预防腰椎间盘突出症很有必要。老年人要预防腰椎间盘突出症，可采取一系列预防措施，以防患于未然。

老年人离退休后，虽然很少再参加重体力劳动，但一些家务活儿仍是不可避免的。例如抱孩子，现在的小宝宝营养、发育较好，体重较重，老年人稍不注意就有可能发生腰椎间盘突出症。因此，老年人应特别注意劳动姿势。在适度的劳动后，要休息几分钟，并相应活动一下腰部，改变一下腰部的姿势。例如可以做一下后仰伸直腰的运动，但这种姿势的改变要缓慢地进行，切忌过快、过猛。

此外，对于老年人来说，适当参加一些体育锻炼，可加强腰部的活动能力。例如，太极拳、步行、门球等是较为适合老年人的运动，不仅对腰部有较好的锻炼作用，而且对全身机体的新陈代谢也有极好的促进作用。还可以有针对性地进行一些腰背锻炼的体操。最为简单而行之有效的锻炼是"伸懒腰"，轻缓的伸懒腰动作，可以较好地伸展腰部肌肉，而且特别适合老年人。

专家提示

受寒是腰椎间盘突出症的诱发因素之一。当腰部受寒时，寒冷的刺激会引起腰部周围的小血管收缩、肌肉痉挛，从而增加腰椎间盘内的压力，并造成蜕变的髓核突出，继而引发腰椎间盘突出症。

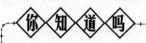

老人患病后要及时去医院治疗

老人发生腰痛后应到正规医院进行积极治疗，可采取按摩、理疗等治疗方法，不要随便找游医，不要自作主张口服止痛药，也不要盲目模仿社会上流行的一些健身法，以防腰痛加重。在治疗其他疾病时，尽量避免长期服用激素。

腰椎间盘突出症的治疗方法

1. 腰椎间盘突出症的治疗原则

急性腰椎间盘突出症的治疗首先应用理疗、推拿、针灸、药物缓解肌肉紧张，解除痉挛；然后选用2～3种整复手法，以解除其对神经根的压迫；最后通过卧硬板床休息，外用膏药，并配合内服活血化瘀的中药，或静脉滴注右旋糖酐40，以促进神经根炎症的消除及水肿的吸收，消除对神经根的不良刺激，解除症状，恢复功能。全疗程一般需要3～7天。

当腰椎间盘突出症处于慢性期时，应选择分离粘连、解除痉挛的方法，如小牵引治疗，然后再用整复手法，不宜首先用直接复位的手法。同时，还应注意并发症的防治。在恢复阶段注意内服中药，以利于巩固疗效。症状基本消失后可进行康复锻炼，以增强腰部肌肉力量，加强关节结构的牢固性，彻底消除椎间盘突出的根源，预防复发。

专家提示

治疗腰椎间盘突出症时，患者不要太着急，要耐心，选择适合自己的治疗方法，不能病急乱投医。

2. 腰椎间盘突出症的非手术疗法

腰椎间盘突出症临床上治疗方法很多，但对不同的患者应根据不同的病情选择适宜的方法进行治疗。目前，治疗腰椎间盘突出症主要有非手术治疗和手术治疗两种方法。下面介绍腰椎间盘突出症的非手术疗法，非手术疗法适用于所有腰椎间盘突出症患者，即使是需要手术的患者，在术前、术中、术后等不同的时间段内，非手术疗法也起着十分重要的作用。下列患者必须首先考虑非手术疗法。

（1）初次发病的患者。除非患者有明显的马尾神经损害症状（即下肢肌力减弱，甚至瘫痪，以及相应的感觉障碍及麻木、过敏等感觉异常；小便失禁，排尿障碍等症状），一般情况下均不宜手术。

（2）症状较轻的患者。即患者病程虽然可能持续时间较长，但髓核多为突出，而非脱出，是较容易治愈的患者。

（3）全身或局部情况不适宜进行手术的患者。这类患者多为年迈、全身状况较差的老人，治疗时可考虑非手术疗法，以缓解症状为主。

（4）一时难以明确诊断的患者。这类患者可在非手术治疗的同时，边观察边治疗，同时采取相应必要的检查措施，以明确诊断。

下面介绍一些腰椎间盘突出症的非手术治疗方法。

（1）卧床休息。这是非手术疗法的基础。临床实践证明，大多数具有腰痛腿痛症状，特别是病理类型为突起型的腰椎间盘突出症患者，卧床休息可使疼痛症状明显缓解或逐步消失。

（2）牵引疗法。这是腰椎间盘突出症患者常用疗法之一。牵引疗法历史悠久，目前已得到很大的发展。

（3）制动疗法。腰围和支持带的主要功能是制动，可使受损的腰椎间盘获得局部休息，为患者机体恢复创造良好的条件。

（4）推拿疗法。推拿即按摩，是中医学的组成部分。推拿疗法具有方法简便、舒适有效、并发症少等优点，已被作为治疗腰椎间盘突出症的综合疗法之一。

（5）封闭疗法。这是一种快速而有效的治疗腰椎间盘突出症的方法。由于它安全可靠、操作方便、疗效显著，而被广泛应用于治疗腰椎间盘突出症。它包括痛点封闭疗法、硬膜外腔封闭疗法、椎间孔神经根封闭等方法。

（6）针灸疗法。这种疗法不需任何设备，且具有易于操作、疗效好等优点。针灸疗法包括体针疗法、耳针疗法、电针疗法、刺血拔罐法、手针疗法等。

（7）中西医结合疗法。即在进行以上疗法的同时，引入西医治疗手段，但腰椎间盘突出症的药物治疗一般仅作为一种以缓解症状为主要目的的辅助性治疗手段。

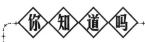

有手术或麻醉禁忌证及自己不愿手术的患者也可采用非手术治疗法。

使用腰围和支持带

有些腰椎间盘突出症患者宜使用腰围和支持带，这是因为腰围和支持带可限制腰椎的运动，使损伤的腰椎间盘可以局部充分休息，为患者机体恢复创造良好的条件；可减轻腰椎周围韧带的负担，同时在一定程度上缓解和改善椎间隙内的压力，这些对于腰椎间盘突出症患者的恢复是很有帮助的。不过腰围佩戴时间要根据病情适当掌握，一般使用时间以 3～6 周较为适宜，最长不超过 3 个月。在睡眠、休息及不痛或轻度疼痛时，要适当摘下腰围放松一段时间。

3. 必须手术治疗的腰椎间盘突出症患者

绝大多数腰椎间盘突出症患者可不用手术治疗就能消除或减缓症状。但在下列情况下，患者则必须进行手术治疗。

（1）中央型腰椎间盘突出症患者，此类患者马尾神经压迫症状明显，往往双下肢均有症状，而且有合并膀胱直肠功能障碍，会阴部有麻木感。对于这种病例，应尽快进行手术治疗。

（2）经过长时间严格的非手术治疗后，仍有明显的神经症状，如疼痛、麻木，严重影响生活和工作者。

（3）症状显著，屡次发作，造成长期痛苦，影响工作、学习、生活的青壮年患者。

（4）神经症状迅速恶化，出现肌肉麻痹和垂足的患者。

（5）有神经根粘连，表现为严重持久麻木和感觉异常的患者。

专家提示

进行手术治疗后的腰椎间盘突出症患者，常常忽视了手术后的调养，这种做法是不对的。手术后的腰椎间盘突出症患者须严格卧床休息，注意营养，并进行康复性锻炼等。

4. 适合腰椎间盘突出症的西药

药物是腰椎间盘突出症的辅助治疗手段之一，在临床上常用的西药有如下几种。

（1）镇痛与镇静药。那些疼痛难忍、不能平卧或不能入睡的患者可适当服用一些镇痛药物，常用奈福泮（强痛平）、喷他佐辛（镇痛新）、布洛芬、米格来宁，并适当给予地西泮、异丙嗪、氯苯那敏（扑尔敏）、甲喹酮等。如索米痛片每次 0.5 克，每日 3 次，口服；布洛芬每次 0.2 克，每日 1～2 次，口服；或解痉镇痛酊外涂，以缓解局部疼痛。对病程长，肢体麻木有冷感、疼痛、酸软无力者，可用杜仲天麻丸、人参再造丸等。

（2）抗生素。对肿胀、疼痛明显，疑有感染或身体其他部位有感染灶时，可适当应用抗生素，尽可能依据感染的病原体选用相应的消炎药物。

（3）糖皮质激素。急性期或伴有广泛粘连的情况下可短期口服，具有消炎、消肿、脱敏及镇痛作用。一般给予口服醋酸地塞米松片 0.75 毫克（1 片），第 1 周，每日 3 次，每次 1 片；第 2 周，每日 2 次，每次 1 片；第 3 周，每日 1 次，每次 1 片；第 4 周，每日 1 次，每次半片；最后停药。

（4）维生素、血管扩张药、酶及免疫制剂。维生素 B_1 300 毫克，维生素 B_{12} 500 微克，维生素 B_6 100 毫克，均每日肌内注射 1 次，一般用 7～10 天；血管扩张药如山莨菪碱、烟酸等；免疫制剂如胸腺肽、免疫球蛋白，以及辅酶 I、三磷腺苷（ATP）等，可改善神经营养，促进神经传导，提高免疫机制，加速神经功能的恢复。另外，神经营养药物如弥可保、怡神保等无明显不良反应，可以长期使用。

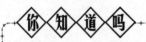

消炎镇痛药物适合大多数患者，但少数患者有胃肠道不良反应，如恶心、呕吐、胃痛、腹泻等；现有新型非甾体类药物如西乐葆，可避免胃肠道的不良反应。

你 知 道 吗

椎间盘突出症患者如何卧床休息

卧床休息是大多数腰椎间盘突出患者常用的非手术疗法，症状较严重的患者卧床休息时，要做到完全、持续和充足，床铺最好为硬板床；床的位置要略低一些，最好是患者刚坐起时，双脚就可着地。

腰椎间盘突出症患者要做好日常保健工作

1. 腰椎间盘突出症患者外出时的注意事项

腰椎间盘突出症复发率非常高，极易受外界因素的影响，因此，患者在外出时，应注意以下事项。

（1）佩戴腰围。长时间坐车或行走时，最好戴腰围，加强腰部的保护，同时起到支撑作用，避免腰部再次出现扭伤。

（2）注意保暖。在秋、冬两季外出时，应随天气的变化增加衣服，尤其注意腰背部及下肢的保暖，在冬季最好睡保暖床。

（3）变换姿势。注意避免长时间保持某种姿势，防止腰背肌出现疲劳而加重腰腿痛症状。

（4）积极锻炼。除注意适当休息外，还应注意身体的锻炼，利用临时场所，可进行腰背肌的功能锻炼及前屈、后伸、旋转运动，同时双下肢也应进行相应的功能锻炼。

（5）及时就医。一旦腰部有不适感或不慎再次扭伤腰部，应及时到当地医院进行诊治。千万不可忽视或强忍痛苦，以免延误病情。

专家提示

腰椎间盘突出症患者应多学一些椎间盘的保健知识，出门在外也要注意饮食，增强自己的体质，并保持稳定的情绪。

2. 腰椎间盘突出症患者的日常保健

腰椎间盘突出症患者在日常生活中应常做保健活动，这对病情的缓解和控制帮助很大。在日常生活中，患者可用下面这几种方法进行保健。

（1）悬垂法。利用门框或单杠等物进行悬垂锻炼。每日早晚各 1 次。悬垂锻炼实际上是继续进行的牵引治疗，它不仅使腰部等部位得到放松，而且还增强了局部血液循环和新陈代谢。悬垂时应注意放松腰部及下肢，使重量自然下垂，以达到牵引腰椎的目的。另外，悬垂的上、下动作一定要轻，避免因跳上跳下的动作过重而损伤腰椎，加重病情。

（2）按摩法。以按摩肾俞穴（两侧腰眼）为主，每日2次。按摩到有酸痛并有向下肢扩散的感觉为度。中医认为，肾俞穴是肾脏气血在背腰部聚集的部位，经常按摩既能壮肾又能祛除腰痛。按摩手法简便易行，可长期坚持。

（3）保养法。主要是把医生治疗与日常保养有机结合起来，这样会收到事半功倍的效果。在进行保养时，注意做到这七"不"：不久坐、不久站、不弯腰（急性期）、不负重、不劳累、不着凉（尤其是腰部）、不穿高跟鞋。

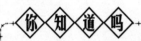

腰椎间盘突出症是一种病程较长的病，患者家属应多照顾、鼓励患者，使其心理上得到慰藉，这样有利于患者精神健康和疾病的恢复。

你知道吗

腰椎间盘突出症患者如何用桌子

对于腰椎间盘突出症患者而言，理想的桌子应该是脖子稍前倾时，眼和桌面的距离保持30厘米左右。绘图桌宜稍微向前倾斜，看桌子上的东西时很方便。腰椎间盘突出症患者最合适的椅子高度应该取人的脚底到膝关节之间的高度或稍微偏低。椅子坐席的长度应与大腿一样长或比大腿短一拳。没有靠背的椅子也可以，如果有的话最好和肩胛骨的高度差不多。靠背和坐席应该成直角，靠背的曲度应该和脊背弯曲的曲线相吻合。椅子的坐垫应以稍硬为好，太软的椅子坐起来很舒服，但坐久了就会感到疲劳，这是因为臀部下沉，造成脊柱弯曲而重心后移，为了使重心安稳，腰椎前弯要加大，这样容易导致腰痛。

重视腰椎间盘突出症患者的饮食

1. 腰椎间盘突出症患者的饮食原则

为了控制自己的病情，腰椎间盘突出症患者在日常生活中应该遵循以下两大饮食原则。

（1）控制饮食量。腰椎间盘突出症患者由于患病而减少了活动，故饮食的摄入量应相对减少，特别是在急性期，卧床患者除活动减少外，消化功能也明显降低，胃肠蠕动较慢，故应注意合理安排饮食，少食多餐（每日 4～5 次）。

（2）饮食宜清淡。腰椎间盘突出症患者应多吃蔬菜水果及豆类食品，尽量少吃或不吃肉及脂肪含量较高的食物，饮食宜清淡，煎炸之品也应慎食。要防止大便干燥，因排便用力可导致病情加重或复发。另外，有烟、酒嗜好者应及时戒掉，以利早日康复。

专家提示

如果腰椎间盘突出症患者有咳喘病史，应少吃或不吃辣椒、蒜等刺激性食物，以免引起腰腿痛症状加重。

2. 适合腰椎间盘突出症患者的食物

富含钙、蛋白质、B族维生素、维生素C、维生素E的食物是适合腰椎间盘突出症患者的食物。这是因为钙是骨的主要成分，应充分摄取；此外，钙还有使精神安定、缓解疼痛的作用。蛋白质是构成肌肉、韧带、骨不可缺少的营养素。B族维生素是神经营养素，不仅可缓解疼痛，还可起到解除疲劳的作用。维生素C具有广泛的生理功能，参与体内许多物质的合成与分解，维生素C是形成结实强健的椎间盘纤维环不可缺少的。维生素E有扩张血管、促进血流、消除肌肉紧张、缓解疼痛的作用。

下面这些食物非常适合腰椎间盘突出症患者食用：

（1）猪肉、鸡肉、牛肉、肝脏、鱼类、贝类、干酪、鸡蛋、大豆、大豆制品等富含蛋白质的食物。

（2）鱼、牛奶、干酪、酸奶、芝麻、浓绿蔬菜、海藻类等富含钙的食物。

（3）粗粮、大豆、花生米、芝麻、绿色蔬菜等富含B族维生素的食物。

（4）红薯、马铃薯、油菜花、青椒、青白萝卜叶、油菜、花菜、卷心菜、芹菜、草莓、甜柿子、柠檬、橘子等富含维生素 C 的食物。

（5）鳝鱼、大豆、花生米、芝麻、杏仁、植物油等富含维生素 E 的食物。

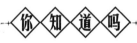

腰椎间盘突出症患者的每日蛋白质摄入量应为 100～150 克；在烹制过程中应少油、少盐，宜吃煮菜而少吃炒菜。

你知道吗

手术治疗的腰椎间盘突出症患者如何饮食

腰椎间盘突出症患者如果进行手术治疗，在术前、术后及康复期都应多食富含纤维素的食物，如芹菜、木耳、竹笋、苹果、香蕉等，以保持大便通畅。如果大便不畅，清晨起床后可喝淡蜂蜜水或淡盐水。

3. 适合腰椎间盘突出症患者的食疗方

腰椎间盘突出症患者为了控制自己的病情，可采用下面的食疗方法。

（1）杜仲威灵仙蒸猪腰。

原料：杜仲 20 克，威灵仙 55 克，猪腰子（猪肾脏）1～2 个。

制作方法：将杜仲、威灵仙分别研粉后混合拌匀，再将猪腰子剖开，剔去筋膜，洗去血液，放入药粉，摊匀后合紧，一起放入碗内，加水少许，上锅久蒸。吃其猪腰子，饮其汤。

功效：每日1剂。有补肾壮骨强腰之作用，主治肾虚型腰椎间盘突出症。

（2）茴香煨猪腰。

原料：茴香15克，猪腰子1个。

制作方法：将猪腰对边切开，剔去筋膜，然后与茴香共置锅内加水煨熟。趁热吃猪腰子，用黄酒送服。

功效：此方可温肾祛寒。主治腰痛。

（3）丝瓜藤末饮。

原料：选取1截连根的丝瓜藤。

做法：将丝瓜藤洗净，在火上焙干，研成末。每次3克，每天2次，用黄酒送服。

功效：此方具有祛风、除湿、通络的作用。可治疗慢性腰痛。

（4）葡萄根炖猪蹄。

原料：猪蹄1只，白葡萄根60克，黄酒适量。

制作方法：将猪蹄刮干净、剖开，同洗净的白葡萄根加水和黄酒各半炖煮，至肉熟即可，吃肉喝汤。

功效：此方可祛风逐寒，通经活络。适用于腰椎间盘突出症引起的坐骨神经痛。

（5）稀莶猪蹄饮。

原料：稀莶草90克，猪蹄1只，黄酒100毫升。

制作方法：上料略加水煎，分 3 次服。食肉饮汤。

功效：此方能起到祛风散寒、温经活血的作用。辅治风寒湿痹、腰腿酸痛。

（6）杜仲猪肾饮。

原料：杜仲 15 克，公猪肾（猪腰子）1 对。

制作方法：将上述材料慢火熬 3 小时。吃肉喝汤。

功效：可补肝肾、健筋骨、降血压。用于肾虚腰痛疗效尤佳。

专家提示

年老体弱或病程较长的腰椎间盘突出症患者常有腿部隐隐作痛、酸软无力的主要症状，而虫草炖乳鸽等一些药膳配方不仅适用于腰膝酸软疼痛者，对因肾虚引起的全身乏力、畏寒肢冷、阳痿早泄等症状，也有较好的效果。

腰椎间盘突出症的运动疗法

1. 腰椎间盘突出症患者的体操疗法

腰椎间盘突出症患者宜进行下面这几项体操疗法。

（1）俯卧撑。此动作不宜过多，不要太累，应适可而止。

（2）抱膝触胸。仰卧位，双膝屈曲，手抱膝使其尽量靠近胸部，然后放下，一上一下为一个动作，连续做 20～30 个。

（3）五点支撑法。仰卧位，双膝屈曲，以足跟、双肘、头部当支点，抬起骨盆，尽量把腹部与膝关节抬平，然后缓慢放下，一起一落为一个动作，连续 20～30 个。以上动作须连贯进行，每晚睡前 1 次，连续 3～6 个月。

专家提示

腰椎间盘突出症患者宜进行爬行。爬行时双手、双膝着地，头部自然上抬，腰部自然下垂，爬行长度为 20 米左右。医学专家指出，四肢爬行的动物比直立行走的动物血液更流畅，而且很少患腰椎疾病。

2. 腰椎间盘突出症患者的康复运动

康复运动是腰椎间盘突出症患者基本痊愈后进行的简单运动方法，简单易做，每天只需 10 分钟即可。康复运动的具体方法如下所述。

（1）转腰。平行站立，两手叉腰。腰部先做顺时针、然后逆时针方向旋转，各做 30～50 次。动作幅度不宜过大，宜缓慢。

（2）挺腹。每日做挺腹运动数十次。一是加强腰背肌的锻炼，使椎间隙及纤维环、椎间韧带发生旋转、牵拉、产生周边压力，突出物易于回纳，可使椎体关节回复解剖状态，达到适应状态。

（3）反复搓腰。将双手放于两侧腰大肌处，由上向下、自下而上反复搓腰 10～15 次，感双侧腰部发热为度。

（4）抬臀挺腰。仰卧于床上，两手掌置于体侧，屈两

膝，抬臀部，尽力向上挺腰，然后恢复仰卧位。反复做
50～100次。尽力做，但不能勉强。起落速度要均匀，也不
能憋气做。

（5）飞燕式锻炼。俯卧于床，先后做双下肢交替抬举，
双下肢同时抬举，上半身后伸抬起，上半身及下肢同时抬离
于床面等动作。上述动作各10余次，每日坚持锻炼30分钟。

（6）飞燕点水法。患者俯卧，上肢后伸，头与背尽力后
仰，下肢后伸，全身翘起，腹部着床呈一弧形。

（7）弓桥支撑法。患者仰卧，用双手双足撑起全身腰
背，尽力离床后伸。

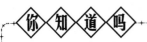

专家提示

游泳是较适合腰椎间盘突出症患者的运动，除此之外，
一些有氧训练也是提倡的，如脚踏车训练器、跑步机等运
动。但只要症状加重，就必须休息，待症状好转后方可再进
行体育运动，切不可盲目坚持活动。

你 知 道 吗

适合腰椎间盘突出症患者的伸屈活动

腰椎间盘突出症患者在卧床期间可进行下肢伸屈活
动、上肢伸屈活动和握拳练习，逐渐加大屈曲度，并可
进行直腿抬高练习，以松解和减少坐骨神经根的粘连。

腰椎间盘突出症的心理疗法

1. 保持愉快心情的方法

心情好才有利于去除疾病，那么，腰椎间盘突出症患者怎样才能保持愉快的心情呢？

（1）乐观开朗地生活。养成乐观开朗的性格，处世待人心胸开阔，宽厚待人，不要斤斤计较。要快乐地看待事物，不要只想着消极的方面，要使自己精神振作起来，努力使自己成为一个乐观开朗、意志坚定的人。

（2）安排好自己的生活。将自己的生活安排得紧凑多彩，这样才能使人感到充实，轻松而愉快；这样也易于消除烦恼、焦躁，以及对疾病的忧虑和担心。

（3）培养广泛的兴趣。如下棋、养花、阅读、收听广播、看电视、听音乐、奏乐曲、练书法、学绘画、集邮、养观赏鱼、做手工艺品、参观文娱晚会、打球、游泳、钓鱼等，也可从事一些社会公益活动，可做一些家务劳动或一些轻体力劳动，如种树或种植其他植物等，以此为乐，使生活处处充满情趣，得到满足。一个人有一两种兴趣和爱好，不但可以丰富生活，增进健康，而且还是一剂治疗疾病的精神良药。

（4）主动与人来往。主动与他人来往有利于保持良好的心情。不妨经常与朋友在一起谈心，或一起从事共同感兴趣的活动；尽可能地扩充自己的生活领域，参加一切有益的社会活动，与各方面人员接触，结交朋友，不能过封闭式的生活。如不愿与人交往，就会感到孤独、郁郁寡欢。在交往中，相互交换观点和想法，尤其把心里话讲出来，把不愉快的事讲出来，既能解除内心的憋闷，又能得到别人的帮助、安慰和理解，心情就会好得多。

（5）家庭和睦。夫妻之间和家庭成员之间应亲密无间、和睦相处，经常交流，保持愉快的心情。

（6）笑口常开。笑是生活中的亲密伙伴，爽朗的笑、欢快的笑是心理健康的一个标志。俗话说"笑一笑，十年少；愁一愁，白了头"，可见笑对身心健康的重要性。笑会引起人的胸腹部、肺乃至肝脏等的短暂运动，具有清除呼吸系统的异物、刺激肠胃、加速血液循环、提高心跳频率的作用，同时，可缓解紧张、厌烦、内疚和沮丧等消极情绪，减轻腰背的酸痛。

专家提示

阅读、交谈、怡人的香味，听音乐，调整室内的光线和色泽等都是调整情绪的好办法，腰椎间盘突出症患者不妨一试。

2. 克服急躁情绪的方法

腰椎间盘突出症是一种慢性疾病，病程较长，因此，在治疗上也需较长的时间，才能显出疗效。几乎所有患者都是求医心切，希望医生一剂药、一根针就能把病治好。这种心情可以理解。但有些患者经几天的治疗后，因效果不明显便失去了信心，停止治疗；有的又另换医院，另投高明。还有的患者术后由于病程较长，或病情较重，一时恢复不了，而一同入院接受手术的患者却很快恢复，此时，就最容易产生急躁情绪，有些患者甚至还臆测莫非手术没有做"干净"？整天忧心忡忡，茶饭不思。须知，医生治疗腰椎间盘突出症，要有一个观察的过程，患者应耐心静候，配合医生进行诊断、治疗；同时，各人的情况不完全一样，过分急躁则会影响疗效，切不可操之过急。只要注意休息，积极治疗，并加强康复功能锻炼，经过一段时间，就可恢复。

那么，如何克服急躁情绪呢？

（1）了解一些必要的医学知识。腰椎间盘突出症患者经过治疗后症状缓解了，但并不等于病灶消失，并不能说"断根"，一遇到外因刺激，还有可能复发，因此要有长期治疗的思想准备。尤其要长期坚持进行腰背肌的锻炼，要始终抱着乐观主义精神，正视人的一生总是在拼搏中度过的，其中也包括同病魔的搏斗，抱着坚定的信念，心胸开阔，无忧无虑，定会早日康复。

（2）变换生活方式。逐渐改变自己原有的生活方式，如转变家庭气氛，或是走走亲戚，或是参观旅游，或是从目前还不大感兴趣的体育运动开始，积极参加户外活动和体育锻炼，就可以排除心中的烦闷，解除焦躁情绪。另外，改变发型、装束，也是一种改变自己原有状态的方法。

（3）自我安慰。焦躁、焦虑是由于担心腰椎间盘突出症老治不好，或是担心致伤致残而产生的不愉快情绪，因此可进行积极的自我安慰，"不用怕，该发生的迟早要发生，不会发生的担心也是白担心",要彻底放松自己的身心。

（4）自我调适。学会自我心理调节，提高心理承受能力。一个人对任何事都应拿得起、放得下。要稳定自己的情绪，可通过深呼吸、意守丹田、放松全身及其他体育锻炼方式来自我调适。

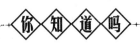

专家提示

对于意料中肯定要发生的事情，即使我们知道结果是令人痛苦的，也应较为理智地去承受它。

你知道吗

不可忽视腰腿痛

千万别忽视腰腿痛。许多人都认为腰腿痛不算病，放任自流。有些人认为自己的腰腿痛是其他疾病所致，当原发疾病治愈后，疼痛也会随之消失，再加上也有一些患者会不治自愈，因此便认为腰腿痛不算病。事实上，腰椎间盘突出症引起的腰腿痛不但算病，而且必须引起高度重视，严重者甚至引起瘫痪和大小便障碍，严重影响生活质量。

腰椎间盘突出症的中医疗法

1. 腰椎间盘突出症的中药疗法

我国传统中医认为，结合患者的具体病情，选用适当的中药，可有效治疗腰椎间盘突出症。

（1）在选用中药时，应把握中医辩证施治的原则。

对发病早期及气滞血瘀明显者：重用通经活血、舒筋止痛之药，如当归、丹参、牛膝、枳壳、三七、红花、乳香、没药、川芎等。

对寒湿重者：应用健脾利湿药，如干姜、白术、茯苓、甘草等；对风湿重者应用祛风除湿药，如独活、寄生、秦艽、防风、桂枝、细辛等。

对病程较长的患者：可选用一些补肾阳或肾阴药，如桑寄生、熟枸杞子、女贞子、补骨脂、旱莲草等。

（2）适合腰椎间盘突出症的中成药。

腰痛宁：每粒胶囊 0.3 克，每次 2 粒，每日 3 次，用黄酒冲服，连服 1 个月为 1 个疗程。此药具有活血化瘀、通络止痛的作用。主治腰椎间盘突出症引起的腰腿疼痛、坐骨神经痛等。用量过大或敏感体质者可出现舌麻及胃肠道不适。孕妇及哺乳期女性慎用。

野木瓜片：每片含野木瓜生药 3 克，每次 1 片，每日 3 次，内服。具有舒筋活络、通络止痛的功效。主治坐骨神经痛、三叉神经痛、腰腿痛等。

抗骨增生胶囊：每粒装 0.3 克，每次 5 粒，每日 3 次。补腰肾、强筋骨、活血、利气、止痛。适用于腰椎骨质增生痛、颈腰综合征、腰椎间盘突出引起的坐骨神经痛。

大活络丹：每次 1 丸，每日 2 次，陈酒送下。能行气活血，通利经络。主治跌打损伤后期筋肉挛痛及痿痹等，也用于治疗腰椎间盘突出症引起的腰痛和坐骨神经痛。

活血止痛胶囊：每粒 0.25 克，每次 6 粒，每日 2 次。能活血散瘀、消肿止痛。适用于腰椎间盘突出症引起的坐骨神经痛以及瘀血腰痛、腰扭伤、跌打损伤等。孕妇禁用。

杨辣子胶囊：每粒含生药 0.3 克，每次 2 粒，每日 3 次，饭后服用。具有抗炎镇痛、解痉和助消化等作用。适用于风湿类疾病及各类腰椎间盘突出症患者。

穴位敷贴法对治疗腰椎间盘突出症具有一定的效果。

其方法是将所用鲜药捣烂成膏，或将干药研成细末，以水、酒、醋、蜜、香油或凡士林等调匀，直接敷贴于穴位，透过皮肤，直达经脉。由于经络有内属脏、外络肢节、沟通表里、贯串上下的作用，使药气（药效）摄入人体，以达到治疗疾病的目的。

腰椎间盘突出症常用的敷贴穴位有：腰椎夹脊压痛点、臀部痛骶髂关节处、环跳、殷门、承山等处。

腰椎间盘突出症常用的外敷中药有活血化瘀、温经散寒类及祛风除湿类中药，如乳香、茴香、麻黄、马钱子、生草乌、生川乌、骨碎补、杜仲、桃仁、红花、川芎、当归等。

专家提示

不管采用哪种中药治疗腰椎间盘突出症，都应在医生的指导下进行，不可自行用药。

2. 适合腰椎间盘突出症的推拿疗法

治疗腰椎间盘突出症，推拿疗法有一定的作用，被广泛应用。不过，用推拿疗法治疗腰椎间盘突出症，应根据患者病情发展的不同阶段，选用合适的手法。

（1）急性期。常用的推拿手法有㨰法、揉法、推法、按法等，主要目的在于缓解肌肉痉挛，减轻疼痛，促进局部血液循环，以利炎症吸收。

在腰椎间盘突出症急性发作时，卧床休息是缓解症状的一个简单而有效的措施，治疗后应尽量卧床休息。在发病1～2周后是治疗的主要阶段，除选用㨰法、揉法、点法等一般手法缓解疼痛外，还应配合徒手牵引及各种扳法等特殊疗法，以促进突出物回纳，松解粘连，缓解神经根受压状态。但在腰椎间盘突出症的急性发作期，采用推拿要十分小心，手法不宜太重。如果手法过重，方法不得当，不但会加重神经根的水肿，而且会使破裂的椎间盘释放更多的化学刺激性物质，加重炎性反应，使疼痛更加严重。

（2）缓解期。对于患腰椎间盘突出症时间较长、病情相对稳定、无明显马尾神经受压症状患者，适当选用㨰、揉、点、按及腰部斜扳等手法，可起到治疗疾病与预防疾病复发的作用。

专家提示

脊柱结核和肿瘤患者，严重内脏疾病、体质虚弱者，病变椎间融合或有骨桥形成者，孕妇，下肢瘫痪、大小便失控以及骨质疏松等患者，不适合推拿按摩疗法。

3. 腰椎间盘突出症的按摩疗法

用按摩疗法治疗腰椎间盘突出症时，可按下面的方法进行操作。

（1）放松腰肌。患者俯卧位，医者以掌指关节为着力点，施滚法于患侧腰骶部、臀部及下肢后外侧，来回操作 5 分钟，并在腰臀部痛点处重点操作，以放松肌肉。

（2）指推腰骶。以大拇指与食、中、小指相对附着，做四指推法于双侧腰骶部、臀部及下肢，共治疗 8 分钟。

（3）点按穴位。双手大拇指交叠点按腰骶部的肾俞、大肠俞、夹背、环跳、秩边、风市、委中、阳陵泉、承山、悬钟等穴各 15～20 次。

（4）弹拨腰肌。双手大拇指重叠，在腰骶部疼痛点上做与腰肌纤维垂直方向弹拨 10～15 次，力量以患者能忍受、不引起剧烈疼痛为限度。

（5）掌揉腰骶。以掌根或掌部小鱼际为着力点。缓慢而有力地按揉腰骶部 3 分钟。

（6）掌擦腰及下肢。在腰部涂抹红花油或其他类似的推拿介质，以小鱼际部着力，来回推擦腰骶部及下肢后外侧，以患者感到温热为度。

每日治疗 1 次，每次 20～30 分钟，15 次为 1 个疗程，一般需治疗 3～5 个疗程。

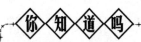

如果腰椎间盘突出症患者经多次按摩没有效果，要去医院进一步检查，如没有更好的治疗办法，可考虑手术治疗。

◇ 你 知 道 吗

腰椎间盘突出症患者如何用搓法按摩

腰椎间盘突出症患者的自我按摩方法包括搓、捏、摩、叩、抓、搓摩、仰卧摆腰、牵引腰椎等手法。搓法是患者端坐，两脚并立，与肩同宽。双手对搓 10 次，待发热后紧按两侧腰眼处（第 3 腰椎棘突左右各 3～4 寸的凹陷处）。稍停片刻（3～5 次呼吸），两手掌顺着腰椎两旁，上下用力搓动，向上搓到两臂后屈尽处，向下搓到尾骨下的长强穴（尾骨尖与肛门之间）。连续 3 次。

第6章

威胁老人健康的意外——骨折

　　老人是骨折的高危人群，调查研究发现，60岁以后，骨折发生率每增加10岁就增加1倍；70岁以上的老人中，33％的女性、17％的男性会发生骨折。骨折严重影响老人的生活质量，使其活动受限。老人骨折后，很容易对自己的身体丧失信心，人格变得卑微低下，对生活缺乏激情，对未来没有信心，甚至想到死亡。因此，为了自己的健康和美好的生活，老人有必要了解骨折常识，做好骨折防治工作。

健康测试

怎样判断自己是不是骨折了

骨折是日常生活和劳动中经常遇到的问题，那怎样才能判断出自己是不是骨折呢？

人在骨折后，常常出现下面这些症状。

（1）一般表现。骨折后可能出现发热、休克、昏迷、呼吸困难、腹胀、食欲缺乏等；局部表现有骨折局部肿胀，皮下瘀斑、血疱、疼痛、功能障碍等。

（2）特殊体征。骨折处可能出现高凸、凹陷、弯曲、成角、缩短或特殊畸形等。

当自己出现上述情况中的任何一种时，都应考虑到是否骨折，应马上就医，以免贻误病情。

掌握骨折常识

1. 骨折及其自我诊断

许多人认为骨折就是骨头断了，其实不然，如有的人仅为骨里面的骨小梁发生断裂，表面看不出骨折；又如小孩的骨骺分离及老年人因骨质疏松导致椎体压扁，都叫骨折。所谓骨折，是指骨或骨小梁的连续性和完整性遭到破坏。

如果怀疑自己骨折了，应前往医院拍摄 X 片确诊。骨折应由医生做出诊断，但当遇到某些突发事件来不及去医院时，可自己先判断和做相应处理，然后去医院诊治。

那么，怎样自我判断是不是骨折呢？

（1）了解自己的受伤情况。应了解受伤的原因，外力的大小、方向、性质及其作用的部位，受伤时的姿势等，充分估计伤情。

（2）了解受伤后的表现。骨折部位可出现不同程度的疼痛，直接压痛或间接压痛（如叩击足跟部大腿受伤部位疼痛）；明显肿胀，甚至皮下瘀斑，严重肿胀时可出现水疱、血疱；骨折断端相互触碰或摩擦可产生摩擦音；完全性骨折时断端移位可出现畸形，在骨的表浅部位，可触及骨折端等。

专家提示

自我判断为骨折后，自己不可轻易移动，应大声求救或拨打求救电话。

2. 骨折后的现场救护

骨折现场救护的目的是抢救生命，保护伤肢，安全迅速地送到医院，以便及时妥善处理。发生骨折后一定要及时去医院诊治，及时治疗。遇到骨折应遵循以下原则。

（1）迅速诊断。了解和检查伤情，迅速进行诊断。

（2）抢救生命。对严重损伤、多发性骨折、骨盆骨折、合并有其他脏器损伤的患者，若有休克或昏迷的发生，应及早处理，以抢救生命。

（3）止血。若有内、外出血，应立即加以控制，以防出血加重。一般伤口出血可加压包扎；四肢大出血，则使用橡皮带或布带等止血带止血。

（4）创口包扎。及时妥善地包扎伤口，以达到压迫止血、保护伤口、防止感染的目的。

（5）现场固定。现场救护时，对骨折的肢体可用木板、工具把柄、树枝简单而妥善地固定起来。

（6）迅速运送。经妥善固定处理后，将患者迅速运送到医院，运送时力求平稳、舒适、迅速、不倾斜、少震动。有开放性伤口者，应力争在 6～8 小时内送到医院。

专家提示

如果骨折后有明显外伤，应马上将患者送往最近的医院。在运送过程中，注意止血，注意保护好伤口，避免二次污染。到医院后，对开放性骨折的患者应及时注射破伤风抗毒素。

3. 了解骨折的类型

骨折的分类方法包括以下几种。

按骨折处是否与外界相通可分为：闭合性骨折（无表皮伤口）和开放性骨折（有伤口，骨头露在伤口外面）。

按骨折的损伤程度可分为：单纯骨折（只有骨折，其他组织未损伤）和复杂骨折（合并有血管、神经损伤者）；不完全骨折和完全骨折。

按骨折线的形态可分为：横形骨折、斜形骨折、螺旋形骨折、粉碎性骨折（骨头碎成 3 块以上者）、嵌插骨折、压缩骨折（骨松质像面包一样被变形）、缝骨折、青枝骨折（像柳树枝折断一样，一侧断裂而另一侧尚连续）、骨骺分离。

按骨折整复后的稳定程度可分为：稳定骨折和不稳定骨折。

根据骨折后就诊的时间可分为：新鲜骨折（2～3 周）和陈旧性骨折（3 周以上）。

按受伤前骨骼是否正常可分为：外伤性骨折（原来骨头没病，仅仅因受伤而发生骨折者）和病理性骨折（骨骼先患病，在外力打击下又发生骨折）。

专家提示

骨折按发生部位分类，可分为骨干骨折、关节内骨折及骨骺损伤等。

4. 引起骨折的常见原因

引起骨折的常见原因有以下几种。

（1）外力伤害。这是造成骨折的主要原因，包括从事工农业生产劳动、交通运输、日常生活、体育运动或战场上所遭受的各种外力打击等。造成骨折的外力按性质不同可分为直接暴力、间接暴力、肌肉牵拉力和积累性力（又称持续劳损或疲劳骨折）四类。如车祸、机器绞轧等造成的骨折多属于直接暴力类，这种骨折都发生在外来暴力直接作用的部位；人跌倒时手掌撑地，引起手腕或手臂骨折等，属于间接暴力类；体育训练中单杠上拉或投弹、如果肌肉牵拉急剧而不协调，发生撕脱性骨折，则属于肌肉牵拉力类；如果长时间超强度训练，使骨内应力集中积累，造成慢性损伤性骨折，持续过量负重造成椎体压缩骨折等，属积累性力类骨折，这类骨折可发生在全身所有的骨骼，而以第 2、3 跖骨颈或胫、腓骨干下 1/3 处以及胫骨较为多见。

（2）常见的内因。骨折还与患者年龄、性别、职业、工种、局部解剖结构、骨骼病变有一定关系，尤其是骨骼病变，如脆骨病、骨髓炎、骨结核、骨肿瘤等，当病变发展到一定程度，骨质遭到严重破坏，常常遭受轻微外力就会断裂而发生骨折。

专家提示

人们一年中应做一次骨骼检查，了解自己骨骼的基本情况，发现病变后，要及时治疗，防止出现更严重的伤害。

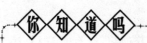

老人为什么在冬季最易骨折

老人在冬季最易发生骨折。这是因为老人在冬季特别容易出现骨质疏松症。冬季气温下降，日照时间短，老人户外活动减少，紫外线照射不足，体内帮助钙质吸收的活性维生素 D 转化减少，引起钙吸收不良，加快骨质疏松过程，骨骼强度和刚度下降。此外，冬季跌倒损伤的机会增多。老年人体质下降，运动系统退化，肌肉萎缩，缺乏力量，且视野变小，视力和听力下降，神经系统体位反射速度迟钝；天冷防寒，穿衣臃肿，行动不便；加上雨雪天气多，路面积雪或结冰、光滑难行，容易发生跌倒损伤。

避免骨折，重在预防

1. 预防骨折从增强体质开始

随着年龄的增长，老年人会出现肌力衰退、下肢无力、走路不稳、反应迟钝的现象，再加上骨质疏松，因此极易发生骨折。骨折会给老年人带来许多不便和痛苦，因此，老年人可采取下面这几种方法来增强自己的体质，预防骨折。

（1）科学锻炼。适当的体育锻炼和体力活动可改善机体心肺功能，提高关节韧带的弹性，保持中枢神经系统的敏捷性，增强消化能力，避免骨质疏松症。老年人预防骨折的最理想的运动是扩胸、伸屈脊柱、散步、慢跑、打太极拳、做广播操等。

（2）多晒太阳。老年人可多进行一些户外活动，在活动中接触更多的阳光，阳光能促进钙磷代谢，从而预防骨质疏松症。

（3）保证充足的休息。老年人要保证充足的休息，减少疲劳，例如可每天午休、延长夜间睡眠时间，以维持充沛的体力和精力，从而可降低外伤发生的可能。

（4）摄入充足的营养。老人的饮食一定要富含营养，平时可多吃一些含钙丰富的食物，如牛奶、鱼类、豆制品、蛋类、蔬菜等；纠正偏食习惯；多食粥、汤等易消化的食品，多选择炖、蒸、煮等烹调方式，少食炒、熘、煎、炸食品，少食生冷油腻、干硬的食物；可经常食大豆、枸杞子以及狗肉、羊肉、鳖肉、龟肉等补益肝、肾类的食物。

（5）适量服用保健品或保健药。可适量服用抗衰老类药物，如维生素D、钙剂，必要时可使用性激素，但要在医生指导下应用，并严格控制用药剂量与用药时间。还可常服补益肝肾、强筋壮骨类中药，如六味地黄丸、杞菊地黄丸、龟鹿二仙膏等。药物选择宜少而精，反对大剂量服用多种药物。

（6）积极治疗常见老年病。有不少老年病，如帕金森病、脑血管疾病后遗症等中枢神经系统疾病以及下肢肌肉、骨与关节的病变或发作性昏厥、眩晕症等，均可使老年人步态不稳，随时可能发生跌倒而骨折，应积极治疗这些老年常见病，尤其是脑血管病及心血管病。

专家提示

老年人要意识到自己老了，活动时应量力而行。要勇于正视自己的衰老，可在拐杖或者助步器的帮助下行走。

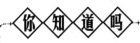

防骨折应少喝可乐

预防骨折，在日常生活中就应该少喝可乐。因为可乐含磷酸比其他汽水要高一些，过量饮用可乐会导致骨质流失。

2. 日常生活中注意安全

调查研究表明，60 岁以上因骨折住院的老年患者中，有 70% 是在日常生活中因不注意安全而跌倒摔伤所致。因此，老年人在日常生活中一定要注意安全问题，防止跌倒摔伤。要做到这一点，老年人应注意以下事项。

（1）避免夜间上厕所。老年人起夜时，脑子往往迷迷糊糊，不是十分清醒，加之许多家庭的卫生间布局不合理，放置东西过多，导致许多老年人上卫生间时摔倒。为了减少这一现象，那些患有白内障、青光眼等视力疾病的老人，患有帕金森、脊髓性颈椎病、脑血管病后遗症等神经内科疾病的老人，以及需要服用安眠药才可以入睡的老人，睡前最好在床边放上接便器，避免夜间去卫生间上厕所。

（2）及时清除家居障碍。有老年人的家庭尽量不要铺地毯和地板革，因为接缝处有可能绊脚；折叠椅子放置不当也有可能绊倒人；茶几和长腿沙发设置的障碍有如绊马索，最好搬走；老年人踏上沾水的卫生间脚垫，有可能滑倒；有的老年人喜欢踩在浴缸底沐浴，光滑的缸底也容易让人摔倒……这些问题都应想到，要及时清除安全隐患。

（3）老人生活起居应谨慎。老年人居住的地方地要平，家具要简单并靠墙摆放，东西不要放在老年人经常进出的地方，以免绊倒；洗澡要坐在凳子上，不要单腿站立穿裤子；上下楼必须手扶栏杆，踩稳楼梯；床铺不宜高，夜间起身时必须开灯，先在床上坐一会儿再下地，若猛然起床下地，易发生体位性低血压，致晕倒受伤。

（4）外出注意安全。外出走路要当心。老年人鞋底不宜滑，以手杖辅助行走为宜，雨天地面积水时不宜外出。

专家提示

在日常生活中，老年人锻炼时应选择人少安静的地方；外出时选择适宜的交通工具，避开交通高峰，并最好有人陪同扶持；上街时最好不要骑自行车，不要到拥挤的公共场所。

科学治疗骨折

1. 治疗骨折的原则

治疗骨折一般以动静结合、筋骨并重、内外用药、医患合作为原则，通过正确的复位、良好的固定、积极的功能锻炼和适当的用药，使骨折及时愈合并恢复功能。

（1）正确复位。骨折患者应争取在伤后 1～4 小时内，把骨折一次整复成功。复位主要是通过手法或手术纠正断端的各种移位，力争恢复原来的解剖位置，即达到解剖学复位。若较难，则至少应达到功能复位。功能复位的要求是对线良好，且无旋转和成角畸形。

（2）局部外固定。它是使复位的骨骼维持在良好的位置，直至骨折愈合。局部外固定常有小夹板固定法、石膏固定法、持续牵引固定法、手法复位内固定法等。

（3）及时恰当的功能锻炼。及时恰当的功能锻炼对肢体血运、关节、骨折愈合有积极影响。在骨折整复之后，应在不同时间用不同的方法进行练功活动，次数由少到多，时间由短到长，幅度由小到大，循序渐进，持之以恒。

（4）内外辨证用药。内服药早期以活血化瘀为主，中期以接骨续筋为主，晚期以补肝肾、养气血、强筋骨为主。外用药早期可外敷消肿药膏，初步愈合时可用药熏洗患部。骨折已临床愈合，若发生关节活动受限、肌肉僵硬、肌腱粘连时，可用洗药或熨药治疗。

专家提示

骨折后 1～2 周，患者的功能锻炼应以患肢肌主动舒缩活动为主；骨折 2 周以后，可开始进行骨折上、下关节活动，以防肌萎缩和关节僵硬；当骨折已达临床愈合标准，外固定已拆除，此时是功能锻炼的关键时期，一定要坚持锻炼。

2. 骨折后的治疗方法

不同部位的骨折，其治疗方法不同。下面分别介绍。

（1）末节指骨骨折的治疗方法。如果没有外伤伤口，可做些简单的夹板固定，但绝不能太紧；如果末节手指严重肿胀、疼痛剧烈，则可施行指甲下穿刺放血；如果无明显移位，指甲还在，则无须做特别处理；如果受伤严重，指甲翻起，软组织破损，则必须去医院诊治。手指骨折一般在 3～4 周后，肿胀消退，疼痛消失，骨折临床愈合。粉碎性骨折或合并肌腱损伤要延长至 6 周后。

（2）中节或近掌指骨骨折的治疗方法。可通过手法复位完成外固定。但对粉碎性、长斜形或螺旋形等不稳定性的骨折必须通过手术复位、钢针内固定加石膏或夹板外固定治疗。

（3）掌骨（第 2～5 指）骨折的处理方法。应尽量做到解剖对位，可通过手术复位、钢针内固定，或简单外固定及手指牵引，并早期进行功能练习。

（4）桡骨远端骨折的治疗方法。最佳治疗方案是闭合手法整复，石膏或小夹板外固定加功能练习。但对于累及关节面的粉碎性骨折，且严重移位或下尺桡关节脱位，经手法复位失败者，仍应采用手术内固定治疗。多数外国学者近年来主张，凡是有移位的桡骨远端骨折均应行手术复位、钢板内固定治疗。

（5）前臂尺、桡骨干双骨折的治疗方法。凡手法复位失败者，或伴有开放性骨折、陈旧性骨折者，均应采用手术切开复位、内固定的方法。

（6）锁骨骨折的治疗方法。成年人锁骨骨折后容易愈合，对于有移位的骨折，通常采用非手术疗法。一般手法复位后，进行"8"字石膏或绷带外固定，或双圈法固定，但应注意松紧适度，不能太松或太紧。在固定期间应进行功能练习，可练习握拳、屈肘、双手叉腰等动作。6 周后可解除固定装置。对于开放性的锁骨骨折，且合并有锁骨下的血管神经损伤者，可进行手术治疗，一般采用钢板内固定或髓内钉治疗，术后仍需"8"字石膏或绷带固定 4 周。

（7）肩胛骨骨折的治疗方法。一般采取非手术疗法。对于无移位或轻度移位的肩胛骨骨折，用三角巾悬吊患肢或贴胸位固定患肢 3～4 周即可；即使是粉碎性肩胛骨骨折，适当延长固定时间，也能获得满意的治疗效果。

（8）髋臼骨折的治疗方法。无移位的髋臼骨折仅需卧床休息，可进行皮牵引或骨牵引，在牵引下进行早期功能锻炼，6～8 周后去除牵引。有轻度移位的髋臼骨折可用双向牵引法进行牵引，即在股骨远端横向打入一根钢针，沿下肢方向进行牵引；再在股骨近端由外向内打入一枚螺丝钉，向外侧牵引，两者牵引的合力方向与股骨颈方向一致，牵引重量一般各为 10 千克。经 X 片检查如已复位，可在 3～4 周后先去除侧向牵引，纵向牵引应维持 8～12 周，并在牵引期间早期时进行髋关节功能锻炼。严重移位者，应进行手术复位，用钢板、螺钉等进行内固定。

（9）股骨头骨折的治疗方法。股骨头骨折合并髋关节脱位，应在适当麻醉下，进行手法复位，经 X 片证实复位良好后，继之进行患肢皮肤牵引 6～8 周。若闭合复位失败，应及时做切开复位，螺丝钉内固定，并清除关节腔内任何细小碎骨片。对于粉碎性的股骨头骨折，可选择人工股骨头置换术，或在后期进行人工髋关节置换术。

（10）股骨粗隆部骨折的治疗方法。这个部位的治疗方法有持续牵引治疗和手术治疗两种。持续牵引治疗包括皮肤牵引和骨牵引，皮肤牵引适用于无移位的稳定型骨折，牵引时间 8 周左右。骨牵引适用于各种类型的股骨粗隆部骨折，骨牵引 6 周后，再调换皮肤牵引 6 周。手术治疗适用于不稳定型骨折、且不能耐受长期住院牵引治疗者。多数患者能在 X 线透视机监视下进行闭合复位和内固定，只有少数患者需要进行切开复位和内固定。

（11）股骨干骨折的治疗方法。首先应注意合并损伤的处理和休克的防治。成人随股骨骨折部位及性质不同可采用不同的方法治疗，如下肢持续骨牵引、闭合复位，小夹板固定适用于各种股骨干骨折。一般骨牵引 4～6 周后，改为皮肤牵引及小夹板固定 4 周左右，然后下床活动。一般使用骨折复位固定器（外固定支架）复位固定或切开复位固定。

（12）趾骨骨折的治疗方法。一般采用手法复位，邻趾固定或石膏靴固定 3 周，早期进行功能练习，少数不稳定骨折或涉及关节内骨折，复位后对位不佳者，也可采用切开复位、克氏针内固定治疗。

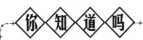

在骨折的治疗过程中，还可采用物理疗法。这种疗法可促进血液循环，加速病理产物和代谢产物的吸收排泄，对神经系统有双向调节作用，有利于关节、骨骼、肌肉功能的恢复。

你知道吗

骨折患者愈合慢时应该怎样处理

如果骨折愈合时间超过正常愈合时间 2 倍以上，就被称为愈合慢。为加速骨折愈合，可采用下面的方法：调整外固定，如可把石膏固定改为小夹板，不超过关节固定等；患者可在医生的指导下，尽早进行功能锻炼，以加快血液循环，刺激骨痂生长；延长固定时间，以避免意外再损伤；服用药物，可重用补肝肾、壮筋骨的中药，如杜仲、川断、寄生、熟地黄、补骨脂等；叩击，可沿肢体纵轴方向叩击，如下肢骨折行足跟叩击等；补钙，例如可多喝骨头汤，多吃高钙食物，多晒太阳。

日常生活中要做好骨折护理

1. 老年骨折患者家庭护理重点

如果家中有老年骨折患者，进行护理时一定要注意下面几个护理重点。

（1）患者应继续牵引。让患者保持平卧体位，抬高脚，脚尖朝上，足跟悬空，由骨科医生负责牵引，以保证牵引合理、到位。

（2）预防褥疮。如果骨折患者长期卧床，会使局部组织受压，血液循环发生障碍，产生褥疮。牵引期间，应每隔两小时帮助患者更换体位一次，夜间亦要每 3～4 小时更换体位一次。同时用 50％酒精对受压部位进行按摩，改善局部血液循环，以预防褥疮发生。

（3）预防坠积性肺炎。长期卧床会使骨折患者的肺活量减小，使支气管分泌物坠积于肺底，若合并感染则会引起坠积性肺炎。因此，在帮助老人翻身的同时还要帮助其捶背，并不断鼓励老人做深呼吸来增加肺活量，便于痰液排出，保持呼吸道通畅，防止发生肺炎。

（4）防止出现便秘。老年患者应多吃新鲜蔬菜及含纤维素多的食物，保持每 1～2 天排便一次，如果 3～4 天未解大便，可服用缓泻药如润肠丸等。如果患者有便秘习惯，那么就要进行日常生活调治，每日清晨空腹喝一小杯淡盐水，每日睡前喝一杯蜂蜜麻油水。这样坚持下去，便秘会逐渐消失，以保持大便通畅。

（5）防止出现泌尿道感染。许多骨折老人由于长期卧床，大小便需要别人照顾，他们往往害怕麻烦别人而不敢多喝水，结果很容易引起泌尿系统感染，特别是女性感染率更高。因此，家人应鼓励患者多喝水，每日应摄入 2000 毫升以上，以增加排尿量，清洁尿道，预防感染。

（6）防止出现关节挛缩。老年骨折患者卧床期间应保持适当的床上运动锻炼，防止肢体废用性萎缩及关节挛缩。此外，要注意保持各关节功能位置，特别是患肢应始终处在功能状态下，这样才不至于在骨折愈合后无法站立起来。

（7）防止出现抑郁症。由于骨折，老人生活不能完全自理，需要他人照顾，许多老人常常会因此而情绪低落，产生抑郁心理。所以，家人一定要关心和照顾好患者，尤其是子女要体贴老人，如果能让老人保持较好的心理状态，精神上愉快、稳定，就可极大地促进骨折愈合，缩短卧床时间，早日康复。

专家提示

老年骨折患者所住的卧室要保持空气新鲜，定时通风换气，这不仅有利于呼吸道清洁，还有助于保持精神愉悦。

2. 骨折患者安度盛夏的方法

炎炎夏日，天气闷热异常，老年骨折患者该如何治疗和康复呢？

（1）对患肢进行保护。患者可以不用住院，做过石膏或夹板固定后的患者先要看手指或脚趾有无瘀血发紫，每隔一两个小时就应看一次。观察受伤肢体的末梢血液循环有无障碍，用指尖轻轻按压指（趾）甲，若放松后很快充血红润，说明末梢循环良好，否则应引起警惕。然后，要试着扳动伤肢的手指或脚趾，看有无剧痛。若发现皮肤起水疱、感觉减退，可立即自行解除石膏、夹板，并尽快到医院复诊，以防肢体坏死。老年人血管弹性差，对疼痛不敏感，尤其要注意这一点。

（2）摄入营养合理。骨折患者应选择高蛋白、高脂肪、高碳水化合物的食物，同时也应食用一些富含维生素和矿物质的食物。因为这些食物有利于骨折的修复和愈合。

（3）进行适当的功能锻炼。骨折患者在复位后4~5天肿胀开始消退，这时就应开始功能锻炼了。功能锻炼要遵循"动静结合"的原则。疼痛减轻后早期以静为主，即肌肉的静态运动或等长收缩。中期动静结合，即下肢骨折者进行抬臀、挺腰及大腿肌肉的收缩，踝关节背屈锻炼；上肢骨折者以充分握拳、松拳、吊臂、提肩动作为主。后期以运动为主，外固定解除后，加强伤肢各个关节的主、被动活动，避免关节僵硬以及肌肉萎缩。

（4）注意防暑降温。盛夏时节天气炎热，患者最好在24℃~26℃的空调房间休息，若觉得闷热，可加一个风扇，促进空气流通。石膏、夹板固定时间较长后，里面的皮肤往往积下一层老皮及污垢，让患者感到发痒不适。盛夏因出汗较多，发痒情况可能会更为明显。切忌搔抓，以免引起溃烂感染。钢针留在皮外者，要用 75％的酒精滴针眼消毒。每日 2～3 次，以防感染。

由于骨折患者洗澡不便，可进行擦浴。衬衣裤要经常更换，保持皮肤清洁，衣袖及裤管应宽松。换衣服时，应先脱健侧，先穿患侧。

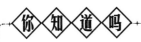

炎炎夏日，骨折患者可每日食用 1～2 瓶牛奶、1 个鸡蛋、50 克豆制品、100 克鱼肉、100 克瘦肉、蔬菜水果适量、7～8 杯水。

你 知 道 吗

怎样减轻骨折疼痛

为了减轻患肢肿胀和疼痛程度，骨折患者应抬高枕头（至少高于心脏水平），以利静脉回流。上肢骨折患者可用三角巾悬吊，屈肘 90°，保持功能位；下肢牵引者宜用加厚加长枕头抬高 30°，以外展中立位为宜，为保证有相应的抗牵引力，必须取头低脚高位。

选对食物，助骨折尽快愈合

1. 骨折患者的饮食原则

饮食对骨折患者来说非常重要，合理的饮食有助于骨折患者的恢复，而不合理的饮食可能会使骨折雪上加霜，加重患者的病情。在日常饮食中，骨折患者应遵循以下原则。

（1）合理搭配。只有做到各种食物合理搭配，才能得到各种不同的营养物质，以满足人体的生理需要，从而增强抵抗力，促进骨折愈合。应注意食品的配比构成，做到主、副食搭配，荤、素调配，花色品种搭配等。

（2）烹调方法合理。合理的烹调可使食物色香味俱全，既可增加食欲，又有益于疾病的康复。一般提倡食物温热、熟软，以利于消化；而生冷、黏硬的食物不易消化，骨折患者应少吃。寒为阴，热为阳，辛甘味多为热性，酸苦咸味多为寒性，烹调食物时要调和寒热。体质偏寒者，烹调食物宜多用姜、椒、葱、蒜调味；体质偏热者，则少用辛辣之品，多食用清淡、寒凉之物，如素菜、水果、瓜类等。寒性食物，加入胡椒、花椒、茴香、八角、干姜、肉桂等辛辣的调味品，可克制寒性太过，如炒苦瓜时加入少量辣椒，可防苦瓜寒凉太过；烹调鱼虾、蟹等寒性食物，佐以葱、姜、酒类等温性调味品；热性食物，加入青菜、冬瓜、青笋等甘润之品，则可缓和食物热性之过。

（3）饮食有节。这主要是指进食要定时定量。进食应饥饱适中，不宜过饱，过饱损伤胃肠；但饮食也不宜过少，过少则会造成营养不足。饮食定时，才能保证消化吸收功能有节奏地进行，否则会损害健康。

（4）饮食有方。一日三餐中，早餐宜好，中餐宜饱，晚餐宜少。一年四季应顺时而宜，春季宜扶助阳气，多食葱、枣、花生之品；夏季阳气盛而阴气弱，宜少食辛甘燥烈之品，多食甘酸、苦味；秋季多燥，宜少食辛辣之品，多食蜂蜜、芝麻、苹果、乳品等；冬季寒冷，宜进补品，如宜食羊肉、狗肉、甲鱼、龟等。进食时应细嚼慢咽，食物应清洁卫生。

总之，骨折患者饮食的原则为：饮食适量，软硬适宜；冷热适中，饮食清洁；合理搭配，营养丰富；定时进餐，不宜偏嗜。

专家提示

食物的五味指酸、苦、咸、辛、甘。五味调和，有利于健康；五味过偏，则不利于疾病康复。骨折患者宜吃五味调和的食物。

2. 适合骨折患者的食物

骨折患者选择适当的食物进行食疗，这样有助于自己的康复。那么，哪些食物适合骨折患者呢？

（1）清热解毒食物。如苦瓜、西瓜、松花蛋、荸荠、番茄、芹菜、丝瓜、绿豆、赤小豆、菠菜根、芦根、马齿苋、油菜、茶叶、蜂蜜、冬瓜、黄瓜等，局部红、肿、热、痛或伤口感染的患者可以多吃此类食物。

（2）健脾和胃类食物。这类食物包括包心菜、猪肚、牛奶、柚子、板栗、大枣、粳米、玉米、扁豆、无花果、胡萝卜、醋、芫荽、生姜、乌梅、鸡内金、麦芽、陈皮等。花椒、茴香、葱、蒜、山楂、茶叶等，适用于胃肠功能欠佳而食欲不好、食量少的患者。

（3）促食类食物。如葱、姜、蒜、韭菜、芫荽、胡椒、辣椒、八角茴香等，这类食物有增强食欲、促进消化的作用。

（4）消导类食物。如萝卜、山楂、茶叶、麦芽、鸡内金等，适用于饮食积滞、消化不良的患者。

（5）祛风湿类食物。如樱桃、木瓜、五加皮、薏苡仁、鹌鹑、黄鳝、鸡血等，适用于风湿引起的关节疼痛者。

（6）利水消肿类食物。如玉米、玉米须、赤小豆、黑豆、绿豆、西瓜、西瓜皮、冬瓜、冬瓜皮、葫芦、白菜、鲤鱼、鲫鱼等，适用于小便不利或肢体肿胀等情况的患者。

（7）通便类食物。如菠菜、竹笋、番茄、香蕉、蜂蜜、核桃仁、芝麻、松子、柏子仁等，适用于出现大便不畅、便秘的骨折患者。

（8）温里类食物。如辣椒、胡椒、花椒、小茴香、八角茴香、丁香、姜、蒜、葱、韭菜、刀豆、羊肉、狗肉等。

（9）活血类食物。如桃仁、菠菜、山楂、慈姑、酒、醋等，适用于外伤有瘀血者。

（10）止血类食物。如黄花菜、板栗、茄子、黑木耳、乌梅、香蕉、莴苣、枇杷、藕、槐花、花生内衣、猪肠等，适用外伤后创口渗血不止者。

（11）补血类食物。如桑葚、荔枝、松仁、黑木耳、菠菜、胡萝卜、猪肉、羊肉、牛肝、羊肝、甲鱼、海参、桂圆、红枣等，适用于血虚的骨折患者。

（12）补气类食物。如糯米、小米、山药、马铃薯、大枣、胡萝卜、番茄、豆腐、鸡肉、鹅肉、鹌鹑、牛肉、兔肉、狗肉、青鱼、鲢鱼等，适用于长期卧床及气虚的骨折患者。

（13）助阳类食物。如枸杞苗、枸杞、韭菜、韭菜籽、核桃仁、核桃、泥鳅、花生、刀豆、羊乳、羊肉、狗肉、鹿肉、鸽蛋、鲜肉、海虾、蚕蛹、乌龟肉、海参等，适用于畏寒肢冷或骨折愈合缓慢者。

（14）滋阴类食物。如银耳、黑木耳、大白菜、葡萄、桑葚、牛奶、甲鱼、蛋黄、乌鱼、乌贼、芝麻、鳗鱼等，适用于骨结核等阴虚的骨折患者。

（15）涩肠止泻类食物。如大蒜、马齿苋等，适用于热性泄泻的骨折患者；焦山楂、焦麦芽、焦谷芽等，适用于伤食泄泻的骨折患者；薏苡仁、莲子、炒山药等，适用于脾虚泄泻的骨折患者。

专家提示

选择食物，除考虑病情外，还应兼顾体质的不同，如偏热体质及热性疾病，应选用性质偏寒的食物；偏寒体质及寒性疾病，应选择性质偏热的食物。此外，应忌食不易消化的食物，如糯米、山芋、芋艿等；忌饮水少；忌食过多的白糖；勿盲目补钙，勿大量食用肉骨头汤，勿偏食。

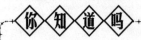

骨折患者要限制摄入蛋白质吗

骨折后长期卧床的患者不宜吃肉类、豆类等高蛋白食品，因为它们会在体内产生大量的酸性物质，导致钙的流失，还会增加肾脏负担。老年人骨折后，虽然要补钙，但切忌过量，以防产生泌尿系统结石；摄入钙量过多时要多喝水，以促进钙的排出。

3. 适合骨折患者的食疗方

下面这几个食疗方有利于骨折患者的康复。

（1）食疗方一：鲤鱼汤。

材料：塘鲤鱼 500 克，骨碎补 15 克，生薏苡仁 50 克，葱白 5 根，生姜 5 片，黄酒 30 毫升。

制作方法：鲤鱼宰杀、洗净，然后和其他材料一起炖熟后食鱼饮汤。

功效：具有接骨活血、消肿止痛的作用，适用于骨折初期。

（2）食疗方二：猪骨头汤。

材料：猪骨头 500 克，接骨木 50 克，黑大豆 125 克。

制作方法：将上述材料一起炖汤服用。

功效：具有活血化瘀、利水消肿、补肾长骨的作用，适用于骨折中期。

（3）食疗方三：鸡蛋壳粉。

材料：鸡蛋壳适量。

制作方法：将鸡蛋壳洗净，烘干，碾成粉。每次 15 克，每日服 2 次。

功效：具有制酸、止血作用，适用于骨折愈合迟缓者。

（4）食疗方四：蟹末。

材料：全蟹 2 只。

制作方法：全蟹洗净，烘干，研成末。用黄酒送服。骨折者每次 30 克。

功效：此方具有清热散瘀、活络止痛、续筋接骨的作用。

（5）食疗方五：淡菜海参海虾米。

材料：淡菜、海参、海虾仁各 125 克，大茴香 25 克。

制作方法：先将淡菜、海参、海虾洗净焙干，加入大茴香一起研末，每晚空腹服 3 克。

功效：适用于骨折后期。

（6）食疗方六：骨碎补粥。

材料：骨碎补 10 克，粟米 100 克，红糖适量。

制作方法：将骨碎补煎汤取汁，与粟米同煮为粥，加红糖适量，服食。

功效：此粥具有活血祛瘀、消肿止痛的功效。适用于骨折初期局部肿胀，移位畸形，疼痛剧烈，伴发热、口干、便秘、神疲者。

（7）食疗方七：羊骨粥。

材料：羊脊骨一副，陈皮 10 克，草果 6 克，高良姜 10 克，粳米 100 克。

制作方法：将羊脊骨洗净剁碎，与陈皮、草果、姜一起煎汁去渣，再入米同煮为粥，加酒、盐适量。温热服用。

功效：此粥具有补肾阳、强筋骨的效用。适用于腰膝酸冷无力及骨折愈合迟缓者。

（8）食疗方八：羊脊羹。

材料：白羊脊骨 1 具，粟米 500 克，羊肾 2 个，葱白适量，调味品适量。

制作方法：白羊脊骨捣碎，粟米洗净。羊脊骨中加入适量水，煮至骨熟；加入羊肾，再煮熟，取出过滤；将肾切块，入葱白、盐、酱、花椒、糖适量，再与粟米及过滤的汤液同煨作羹食。

功效：具有补肾益精、强壮筋骨的作用，适用于骨折后期局部无畸形、无肿胀，但时有酸楚疼痛、筋骨活动不利、体弱无力者。

专家提示

骨折患者不宜摄取大量白糖。这是因为患者一旦摄入大量白糖，会引起葡萄糖的急剧代谢，从而产生丙酮酸、乳酸等代谢产物，使机体呈酸性中毒状态。这时碱性的钙、镁、钠等离子便会立即被调动参加中和作用，以防止血液出现酸性。如此会大量消耗钙，不利于骨折患者的康复。

骨折患者不能忽视功能锻炼

1. 骨折患者功能锻炼的原则

功能锻炼对骨折患者的康复非常重要，合理、科学的功能锻炼有利于促进患肢血液循环，减少肌肉萎缩，保持肌肉力量，防止关节僵硬，促进骨折愈合。那么，在锻炼中，骨折患者应遵循什么原则呢？

（1）骨折早期功能锻炼的原则。伤后 1～2 周主要进行肌肉收缩锻炼，如上肢握拳、吊臂、提肩，下肢踝关节的背屈、放松等练习。锻炼的原则是：与骨折部位相邻的上下关节暂不活动，而身体其他各部位关节均应进行功能锻炼，以促进患肢血液循环，有利于消肿，防止肌肉萎缩，避免关节发僵。

（2）骨折中期功能锻炼的原则。伤后 3～5 周，除继续进行更有力的肌肉收缩锻炼外，还应逐步活动与骨折部位相邻的上下关节。动作应缓慢，尚可做一些关节自动性伸屈活动。接近临床愈合后，逐渐加大活动范围及活动次数，加大运动幅度和力量。

（3）骨折晚期功能锻炼的原则。6 周以后，骨折临床愈合，此时应加强患肢关节的主动活动锻炼，逐渐练习在生理活动范围内的各种活动，可做一些力所能及的轻体力工作，以使各关节迅速恢复正常活动。

专家提示

骨折后患者的锻炼应以恢复肢体生理功能为中心，上肢以增强手的握力为中心，下肢以增加负重和步行为中心。锻炼要循序渐进，活动范围由小到大，次数由少到多，以骨折部位不感疼痛、身体不感疲劳为度。

2. 功能锻炼的几种形式

骨折患者的功能锻炼有徒手锻炼和器械锻炼两种形式。

（1）徒手锻炼。即患者不借助器械进行伤肢或全身的自主活动，其目的是使功能尽快恢复，防止关节僵硬，肌肉萎缩。如前臂双骨折，早期握拳、做小云手，中期做大云手，后期做反转手练习；下肢损伤，练习踝关节背伸、跖屈，股四头肌舒缩活动，膝关节屈伸等动作。

（2）器械锻炼。它是采用器械进行功能锻炼的方法，其主要目的是加强伤肢的力量，促进伤肢关节运动功能的恢复。一般常用蹬车、手拉滑车、握搓铅球等方法。如肩关节的功能锻炼可拉滑车，指间关节锻炼可搓小铁球等。

专家提示

不管是徒手锻炼还是器械锻炼，骨折患者都应在医生的指导下进行，自己不可急躁，要根据自己的病情进行适度训练。

3. 功能锻炼的注意事项

骨折患者在进行功能锻炼时，应注意以下事项。

（1）上肢的各项活动要以增加手的握力和前臂旋转功能、肘部屈伸功能为中心；下肢以增强其负重步行能力为中心。

（2）进行功能锻炼时，要做到精神集中，呼吸均匀。

（3）功能锻炼活动一定要循序渐进，活动范围由小到大，次数由少到多，每一个动作都要缓慢进行，幅度必须达到最大限度，但切忌粗暴，不能让患者感到疲劳，不能使骨折部发生疼痛。肢体活动要动作协调、平衡、对称。

（4）骨折患者要主动锻炼，持之以恒。

（5）一切锻炼活动应在医护人员指导下进行，在不影响骨折部位固定的条件下，以促进骨折的迅速愈合为目的而进行功能锻炼。

专家提示

医护人员应根据骨折的具体情况，鼓励患者坚持进行有利于骨折愈合的功能锻炼活动，禁止做不利于骨折愈合的动作。

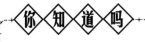

不同部位骨折，不同的锻炼方式

小云手适用于尺、桡骨骨干双骨折，孟氏骨折、尺骨鹰嘴骨折的功能恢复期功能锻炼。以患侧为右上肢为例，介绍一下小云手的动作。患者右腿向前跨出半步，右手紧握拳，前臂中立位，左手托住右腕，斜向左前方伸出。此时，右膝随之微弓；当左手托着右腕由左前方向右划过半圆形回到原位时，左膝随之屈曲而右膝伸直；然后，左手托着右腕再向左前方斜行伸出时，右膝又随之微弓。如此反复进行。

骨折患者的心理疗法

1. 老年骨折患者的心理变化

我国每年都有数以万计的老年人因骨折而进入医院治疗，由于角色的突然改变、疼痛影响、生活自理缺陷，许多老年骨折患者产生了焦虑、恐惧等负面情绪，部分患者甚至自暴自弃，拒绝治疗，严重影响康复及生活质量。因此，了解老年骨折患者的心理，积极进行心理疏导，消除患者的不良情绪，有利于患者的康复。

骨折后，老年人会产生哪些不良情绪呢？

（1）焦躁、恐惧。人到老年，生理功能逐渐减退，对疼痛刺激、环境改变所引起的病理反应敏感，患者常带着焦躁、恐惧的负面情绪，常为小事而激动。

（2）抗拒、期盼。高龄患者疑心重，在骨折早期，因害怕疼痛、担心骨折的预后，又怀疑医护人员的技术，因此拒绝治疗、护理；患者遭受意外创伤后，极度担心拖累他人，但同时又很盼望得到大家的理解、支持。

（3）急躁。在骨折早期，由于疼痛影响，部分患者对功能锻炼往往有一种抵触心理，而有的患者对功能锻炼则急于求成，他们以为功能锻炼做得越早、越多，肢体功能就能越快恢复，于是自行增加锻炼次数、时间及增大幅度。

了解了老年骨折患者的心理变化，我们才能够正确调整他们的心理，从而取得良好的治疗效果。

专家提示

老年骨折患者应以"既来之，则安之"的心态积极、乐观地配合治疗、护理，争取早日康复。

2. 骨折患者进行心理调适的方法

在上文中我们已经介绍了骨折患者的心理变化，那么，我们应该怎样做好骨折患者的心理调适呢？

（1）让患者明白卧床、牵引或固定的目的。有些骨折患者由于治疗的需要，常需卧床休息，采用牵引、夹板或石膏固定，患者往往觉得不便或难以忍受，对此医护人员应给患者讲清卧床、牵引或固定的目的及必要性，提高患者的信心，使其主动配合治疗。随时观察牵引、固定情况，如有不适给予及时调整，家人也应多加关心和体贴。

（2）让患者了解治疗方案。医护人员不仅应充分了解患者的心理状态，而且应向患者及其家属交代全面的治疗方案和预后，解除患者不必要的顾虑和紧张心理，使患者对治疗充满信心。如需手术或手法整复者，会给患者带来一定的痛苦，在术前应对患者做好思想工作，讲清这种方法治疗的目的以及必要性和可能性，以减轻患者的紧张和害怕心理，提高患者的信心，使其积极配合治疗。

（3）让患者明白功能锻炼的重要性。功能锻炼对骨折治疗有重要作用，患者可能由于怕痛或怕损坏了伤处而不敢活动，或者不知如何正确地活动，医护人员应讲解功能锻炼的目的、意义和必要性，以解除患者的思想顾虑，并给予具体的提示、督促和检查。家属也一定要懂得骨折治疗中"动静结合"的重要意义、锻炼方法及注意事项，并配合医护人员向患者做好解释和思想工作，使患者懂得功能锻炼的好处，并主动坚持锻炼，加速骨折愈合。

（4）理解患者的心理。由于发病突然或病程日久，骨折患者往往会产生不同程度的紧张、痛苦、恐惧、忧郁，甚至愤怒等情绪，有时还会与陪护人员、医护人员争吵。此时，陪护人员、医护人员应予以理解，尽可能满足患者的合理要求，对患者的悲观消极情绪予以开导，并创造良好的环境，使之心理上得到温暖，争取积极配合治疗，早日康复。

专家提示

医护人员应根据病情介绍一些骨折的基本知识给患者，如疾病的治疗措施、预期后果。或请治疗成功者做现身说法，以消除患者的思想顾虑及猜疑情绪，增强治病的信心。

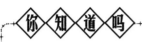

怎样做好骨折截瘫患者的心理调适工作

有时，骨折会带来截瘫的严重后果。这不仅给患者带来痛苦和生活方式的突然改变，在心理上也会受到很大的打击。因此，做好截瘫患者的心理调适很有必要。

受伤之初，截瘫患者在承受着急性损伤所带来的痛苦和折磨的同时，常常抱有好转的希望，治疗上也能与医护人员配合，这时期医护人员应利用患者求治的欲望，一方面积极采取治疗措施，以减轻伤残程度；另一方面在精神上给予安慰、体贴，生活上给予关怀、帮助，使患者感到温暖，缓解不良心理。

骨折的中医疗法

1. 适合骨折患者的中医方剂

中医认为，肢体伤于外，气血伤于内，营卫不调，脏腑不和，外伤皮肉筋骨，内损经络脏腑。因此，中医治疗骨折，注意局部与整体的统一，综合伤者的全身及局部征候，辨证论治。根据骨折的不同阶段，给予活血散瘀、补养肝肾、强壮筋骨等治疗方法，内服、外敷药物并用。

在骨折早期，适合骨折患者的中医方剂主要有下面这几种。

（1）内服方剂。

◎复方活血汤

材料：柴胡 15 克，天花粉、当归尾各 9 克，红花、甘草各 6 克，穿山甲 12 克，酒浸大黄 30 克，酒浸桃仁 15 克。

制作方法：将上述材料用水煎服。每天 1 剂。

功效：有利于骨折患者的恢复。

◎活血止痛汤

材料：当归 12 克，川芎、乳香、没药、苏木、红花、土元、陈皮各 6 克，赤芍、紫荆皮各 9 克，田三七 3 克。

制作方法：将上述材料用水煎用。每日 1 剂。

功效：此汤可活血止痛。

◎正骨牡丹皮汤

材料：丹皮、当归、川断、生地黄、川芎、炙乳香、炙没药、桃仁、红花、赤芍各 9 克，骨碎补 15 克。

制作方法：将上述材料用水煎服。每日 1 剂。

功效：此汤有利于骨折患者的恢复。

◎活血祛瘀丸

材料：当归、赤芍、丹参各 60 克，桃仁、红花、山甲珠、土元、刘寄奴、香附、防己各 30 克，生大黄 15 克。

制作方法：将上述材料洗净，一起研成细末，制成水丸。每次服 9 克，每日 2～3 次。

功效：此丸可活血化瘀，适合骨折患者服用。

（2）外敷方剂。

◎清营消肿膏

材料：大黄、芙蓉叶各 60 克，黄柏、黄芩、东丹、天花粉、滑石各 30 克，凡士林（或蜂蜜）适量。

制作方法：将上述材料一起研成细末，与凡士林或蜂蜜调成软膏。

功效：此膏可消肿。

◎弃杖散

材料：当归尾、姜黄、紫荆皮各 120 克，生川乌、细辛、皂角、肉桂、透骨草、丁香、白芷、红花各 60 克，凡士林（或蜂蜜）各适量。

制作方法：将上述药材一起研成细末，然后与凡士林或蜂蜜调成软膏。

功效：此方可消肿去瘀。

◎外敷消肿膏

材料：大黄、白芥子、生地黄、黄柏、乌药、熟石膏、血竭、儿茶各 6 克，黄芩、赤芍、香附、南星、木鳖子、半夏、白芨、丹参、红花、骨碎补各 9 克，木香、桃仁各 12 克，山栀子、刘寄奴各 15 克，鸡蛋 1 个。

制作方法：将上述材料一起研成细末，与鸡蛋清调成糊状，摊于纱布上。

功效：可祛瘀消肿。

在骨折中期，中医用药应以补养肝肾、接骨续筋、祛瘀生新为主。

（1）内服方剂。

◎接骨丸

材料：土元、自然铜、穿山甲各20克，刘寄奴、地龙、归尾各90克，鸡骨150克，骨碎补、川断各120克，制马钱子9克，麻黄30克。

制作方法：将上述材料一起研成细末，制成水丸。每次2克，每日3次，一般可连服4～6周。

功效：可接骨续筋。

◎接骨散

材料：血竭、自然铜各9克，乳香、红花、骨碎补、川断、杜仲、独活各15克，鸡腿骨120克。

制作方法：将上述材料一起研成细末。每次冲服3克。

功效：此方可接骨续筋，补养肝肾。

◎接骨汤

材料：当归、川芎、川牛膝、川断、土元、炙乳香、炙没药、骨碎补、丹参、泽兰各10克。

制作方法：将上述药材用水煎服。每日一剂。

功效：此方可接骨续筋，补养肝肾。

（2）外敷方剂。

◎伸筋接骨膏

材料：当归、红花、桂枝、骨碎补、川乌、草乌、乳香、没药、五加皮、茜草、赤芍、自然铜、白芨、透骨草、鸡骨各30克，香油1500克，樟丹750克。

制作方法：将原料入香油炸枯，去渣，炼油至滴下成珠时加樟丹，搅匀成膏，摊贴患处。

功效：此方可接骨续筋，补养肝肾。

在骨折晚期，中医用药以补气养血、强筋壮骨、温经通络为主。

（1）内服方剂。

◎八珍汤加味

材料：黄芪 15 克，党参、白术、茯苓、当归、熟地黄、白芍、牛膝、川断各 10 克，川芎、炙甘草各 6 克。

制作方法：将上述材料一起用水煎服。每日 1 剂。

功效：此方可补气养血，强筋壮骨。

（2）外用方剂。

◎舒筋活血洗药

材料：当归、红花、松节、丹参、川乌、草乌、桂枝、伸筋草、透骨草各 90 克。

制用方法：将上述材料一起煎汤服用。趁热熏洗伤处，每日 1～2 次。

功效：此方可补气养血，强筋壮骨。

专家提示

骨折患者的内服药物既有西药，如骨化三醇；又有中成药，如三七伤药片等。外用药物可透过皮肤直接作用于患处，与内服药物配合使用，可促使病情尽快恢复，如各种药膏、药散等。